U0304736

# 宋祚民中医临床经验集

主　　编　宋祚民

执行主编　李　建

中医古籍出版社

**图书在版编目（CIP）数据**

宋祚民中医临床经验集/宋祚民主编．—北京：中医古籍出版社，2015.6

ISBN 978 – 7 – 5152 – 0794 – 0

Ⅰ．①宋…　Ⅱ．①宋…　Ⅲ．①中医学 – 临床医学 – 经验 – 中国 – 现代　Ⅳ．①R249.7

中国版本图书馆 CIP 数据核字（2015）第 053695 号

**宋祚民中医临床经验集**

*宋祚民* 编著

责任编辑　孙志波

封面设计　映象视觉

出版发行　中医古籍出版社

社　　址　北京东直门内南小街 16 号（100700）

印　　刷　三河市华东印刷有限公司

开　　本　880mm×1230mm　1/32

印　　张　9.375　彩插 4 幅

字　　数　166 千字

版　　次　2015 年 6 月第 1 版　2015 年 6 月第 1 次印刷

印　　数　0000～4000 册

书　　号　ISBN 978 – 7 – 5152 – 0794 – 0

定　　价　30.00 元

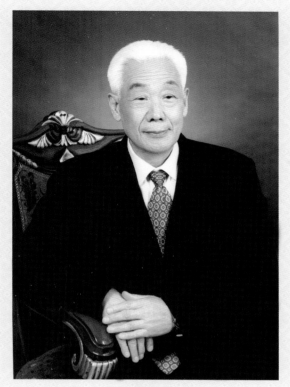

宋祚民

乙丑仲冬

学无止境

■ 宋祚民教授墨迹

宋老手迹

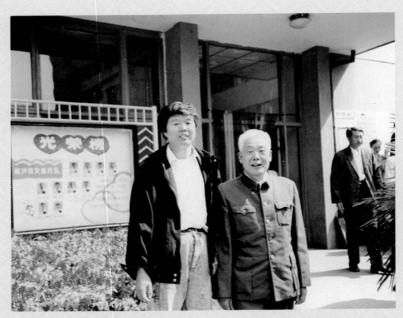

北京第一批师带徒老中医药专家学术经验继承工作交流会后师徒留

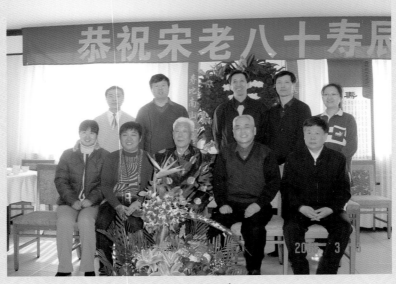

老师与徒弟

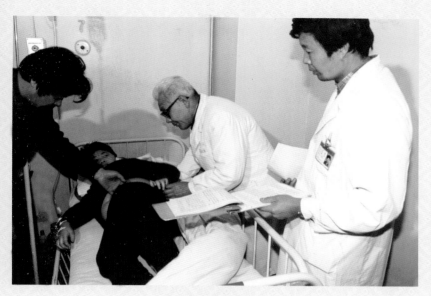

宋老带徒弟查房

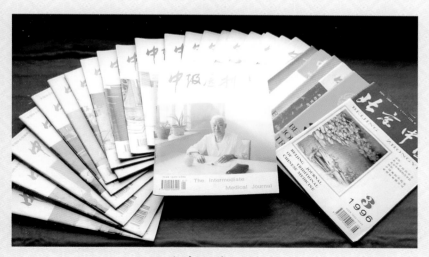

已经发表的部分论文

# 编委会

# 序

    宋祚民先生，全国名老中医，著名中医儿科专家，北京中医医院儿科重要奠基人之一。先生毕一生之力，倾心于中医儿科事业，为中医事业的发展做出了卓越贡献。

    20 世纪 80 年代，当我作为住院医师工作在北京中医药大学东直门医院之时，已闻宋老之名，知宋老在儿科学方面的建树：北京四大名医之传人，师从孔伯华，善治温病，重视脾胃，以温病理论指导治疗血液重症，疗效显著。运用唐容川"止血宁血，化瘀养血"之法治疗血友病，深受中西医界的称赞。认为小儿咳喘多由痰热，治疗上"一清到底"，效速而持久。六十多年的临证，宋老对儿科常见病、难治病多有发挥，其对儿科疾病的诊疗经验至今仍是我院儿科诊疗常规中的重要组成部分。

    宋老几十年来不仅勤于临床，更对中医教育有突出贡献。宋老早年工作在北京中医学校，讲授温病学、中医诊断学，是北京市第一届西学中教育的核心。目前著名的中西医结合名家如危北海、周耀庭等均受宋老当年的培养，北京儿童医院胡亚美院士、原中苏友好医院（友谊医院）祝寿河院长、首都儿科研究所方鹤松等诸多西医儿科名家均曾受教于宋老。作为全国名老中医，宋老一直对中医传承工作高度重视，体现了一名老中医对中医人才培养的情怀，先后以师带徒名义培养院内外徒弟多名，尤其年过九十岁的宋老仍坚持门诊服务于患儿，更以此平台传授学术给徒弟。

　　宋老精通中医经典并以此指导临床，发前人未发，善于从奇经八脉论治虚损，曾以此理论治愈《黄帝内经》所记载之"赤色出于两颧""黑色出于天庭"等案例，从奇经论治而获奇效。奇经为病，历代虽有述及，只言片语，无法真正指导临床，叶天士、王孟英始有论治，《得配本草》更有奇经药物43种。李时珍认为"正经之脉隆盛，则溢于奇经"，因此宋老认为"十二经脉溢满而亢盛奇经，十二经脉衰则奇经不盛，补肝肾，补脑充髓之品皆于营养奇经八脉"，以此理论治疗临床难治病可获奇效。

　　今在我院儿科组织以及宋老亲自指导下，完成了《宋祚民中医临床经验集》一书，收录了宋老七十来年治疗精华以及十多位徒弟及学生的传承和发扬，对儿科、内科均有重大的指导意义。本书全面地反映了宋老的学术精华。在此祝宋老健康长寿。

2014·12·26

# 目　录

# 第一章 行医之路篇

## 宋祚民小传

中医药学博大精深，是华夏文化的重要组成部分。吾于杏林埋头耕耘六十余载，所学虽为沧海一粟，所为乃尽百分努力，能为病家驱除病痛，带来快乐，吾愿足矣。

——宋祚民

### 一、前言

宋祚民（1925—　），北京市人。全国名老中医之一，全国第三批老中医药专家学术经验继承工作优秀指导老师。

宋祚民幼读私塾10年，奠定治学基础；后痛感庸医误人，15岁立志从医。1944年毕业于北平国医学院，系京华名医孔伯华嫡传弟子，于1946年在中央考试院考取中医资格后，在家挂牌行医。1950年在北京市带头创办中医联合诊所，当中医联合诊所如雨后春笋般建立起来后，他则进入南京中医学院师资班进修学习，回京后成为北京市第一批西学中班的带教老师，为学生讲授中医基础与临床。这批西学中班的学生后来许多人都成为中医界的名师、名家以及全国老中医药专家学术经验继承工作指导老师。

20 世纪 60 年代中期，宋祚民致力于中医临床，到北京中医医院儿科从事中医儿科的临床与教学，经过十余年的努力，为该院中医儿科病房的建立立下了汗马功劳，任儿科主任。因其对中医儿科事业卓著的贡献，他成为中华全国中医学会儿科委员会理事，北京中医学会儿科委员会主任委员，北京中医学会常务理事，北京市第一批名老中医专家，全国第三批老中医药专家学术经验继承工作带教专家，并被聘为北京中医研究所顾问，《北京中医》杂志编委，《中级医刊》特邀编审，中华全国中医学会儿科委员会顾问，北京中医学会顾问等。

宋祚民杏林耕耘七十载，在中医理论、临床、教学诸方面均有建树。擅治温热时令病、血液病、心肌炎、肾病、中风、肺炎、脑炎、厌食等内、妇、儿科各种疑难杂证。著作有：《孔伯华医集》，并参与或主编了《中医症状鉴别诊断学》《小儿血液病学》《乙型脑炎证治手册》《大脑发育不全》等。在《北京中医》《中医杂志》等专业杂志上发表论文数十篇。其门徒有吴普增、宋文芳、李建、叶明、张维广、杨景海、贾少林、李辛、叶茂茂、宋瑾等十余人。宋祚民的临床经验由李建、宋文芳整理编辑成《中医百年百名临床家——宋祚民》一书，2002年由中国中医药出版社正式出版发行。

## 二、幼遇不幸 立志学医

1925年3月23日，北平德胜门外一个鬃行工人宋子铭家喜得贵子。这是家里的第二个孩子，因是第一个男孩，宋子铭十分高兴，脸上的笑意掩去了因劳累而悄然爬上的细细的皱纹。琢磨了好几天，起名叫"祚民"。"祚"为福之意，希望这个小孩将来能造福于民，并成为一个有福之人。

宋子铭祖籍山东掖县（今莱州市），清末时随父逃荒来到北京，从事体力劳动，以求温饱。后来宋子铭在鬃行做工，十分辛苦，但自从有了宋祚民后，他生活有了动力，不管做工回来有多累，也要抱着孩子耍一耍，想当初，生宋祚民姐姐时，宋子铭可不是这样，因为是女孩，他不高兴了很长时间。宋子铭对宋祚民十分宠爱，他很小就被送到学堂念书，以期望孩子将来能大有作为。

宋祚民6岁时，心灵上受到第一次创伤，天降不祥，不幸将腿骨摔伤，造成终生遗憾。那是他上学之前，当时家住在东四附近的猪市大街（现叫五四大街），那里有个新建的商场——东四商场。商场内有个说石鼓弦儿（一种曲艺项目）的，有一天街坊的孩子，跑来求宋祚民陪他去找他父亲，说他父亲正在商场里听"石鼓弦儿"艺人唱曲儿呢。宋祚民就跟他一块去了。说书场在楼上，楼梯特别窄，还特别陡，在散场时，街坊的孩子找到了他父亲，宋祚民也就跟着一起下楼梯。天很黑，没有灯，宋祚民没注意到楼梯下面还有一个高台阶，他一步迈下去，踏空了，摔倒在地，当时感到腿特别疼，歇了一会儿，勉强往回走，走到家一看腿全肿了。他奶奶特信针灸，她自己一有病就找针灸大夫。见孙子的腿肿了，她就找来了给她扎针的那个大夫，那扎针大夫给宋祚民留下了特深的印象。只见他拿出针来，不用酒精消毒，而是在自己嘴边这么一抿就算消毒了。当时是冬天，还穿着棉裤，他拿着针隔着棉裤就扎进去了，扎了两针，可第二天腿肿得更厉害了，并且开始发热，膝盖摔破的地方一直就不封口，后来又化脓了，最后成了骨结核。宋祚民学医以后，曾想过：当时为什么会感染上结核呢？可能是那个扎针大夫所用的针，在给自己扎针前，扎过别的结核病人，因没有消毒，就使他感染上了结核，也可能是那个大夫自己就患有肺结核，用嘴抿针恰好将病菌弄到了针上。那次，他的腿病闹了好长时间，那个大夫听说后，急忙逃到亲戚家躲了起来。为给儿子治病，宋子铭又给找了不少的大夫，都没能看好，最后还是赵炳南的老师丁幼臣给治疗了一段时间以后，才逐渐好了起来。但是宋祚民的左腿膝部已经不能弯曲了，留下了终生的残疾。真是"庸医杀人不用刀"啊。

几年后宋祚民的母亲突然去世，使他心灵上再次遭到创伤。当时他母亲刚生完小孩两个月，便腹泻不止，家人也没在意，以为是喝凉鸡汤所致，宋子铭也没给找大夫。当时宋祚民已有姐弟四人了，只靠父亲一人挣钱，家境已大不如从前了，生活时常出现窘况，如果请大夫看病花钱，心里总要掂量掂量。宋祚民的父亲看母亲的病越来越厉害了，不知听谁说大烟能止拉稀，就跑到街边的一个烟馆里买了个大烟泡，烧着大烟往母亲身上喷，因为让她吸，她不吸，母亲知道那是毒品，害怕上瘾不敢往嘴里吸。过了两天仍不见好，父亲才去请大夫看，大夫看后说："不要紧，就是吃得不合适闹的。"开了点药，就走了。没想到药吃过后，不仅腹泻没止住，还出现了红色的脓血，宋子铭赶紧又去请那大夫。宋祚民虽然年纪小，看到母亲病在床上也十分着急，就跟在父亲的后边去请大夫。大夫看了看说："不要紧，一般的肠炎。"就又开了药。宋子铭看大夫很轻松的样子，心中松了一口气。宋祚民盼着母亲赶紧好，就抢着去给母亲抓药。药抓来后，他又主动给母亲熬药。父亲看宋祚民个子还小，火炉较高，怕出危险，只好自己熬了起来。宋祚民热情不减，一会儿看看，一会儿又看看："药熬好了没有?"始终围在炉旁，盼着快点把药熬好，让母亲服下。父亲看在眼里，心里想：真是个孝顺的孩子，可惜腿有毛病，长大了，能干什么呢？宋祚民不知道父亲的心思，药熬好了，又争着端药给母亲，迈门槛时不小心，差点摔倒，药汤洒了许多。父亲赶紧把药碗接过去，母亲看着这一切，眼泪流了下来，用手摸着宋祚民的头，呜咽着说不出话来。药吃了一剂又一剂，病没见好反而愈加严重了。母亲不仅拉脓血，而且开始尿血，精神也愈来愈差，后来就昏迷了。宋子铭一咬牙，请来了当地的一位名医。名医看了看摇摇头说："不行了。这个病，本不是大病，但是给耽误了，如果一开始用对了药，是不会有生命危险的。"

宋祚民家虽然离协和医院不远，但是，当时能够进入该院看病的基本都是达官显贵，像宋子铭这样一个縻行工人每日在贫困线上挣扎的劳苦大众，怎么有钱去协和医院看病呢？一般都是小病养着，大病扛着，实在不行了就只好等着了。所以那时候有钱人才能上大医院，即使病人抬到医院门口，你要是没钱，他就看着你也不管，哪管病人的死活，死也就死了。就这样没过多久，宋祚民眼睁睁地看着母亲离开人世，他哭得死去活来，很长时间都无法从悲痛中走出来。

"庸医假药，害人误己，尚有天良，切不可为"。宋祚民因母亲的去世，想到自己受伤的腿，心中十分悲愤，独自暗想：庸医实在是害人，将来我一定要做

6

一个良医，给穷苦人家治病。并由此萌生了学医的念头。1939 年，宋祚民读完十年书，具备了初步的文化基础，把想学医的念头告诉了父亲，得到父亲的支持。第二年，父亲给宋祚民报了名，让他考入北平国医学院学习。自此，宋祚民便立志认真学习，力求博览群书，精通医理，擅使医术，成为一个具有仁爱之心，又有岐黄济世之术的当代名医。

## 三、学艺艰辛　从师深造

宋祚民就学的北平国医学院是中国近代较完善的一所私立中医教学机构。创建于 1930 年，结束于 1944 年，历时十五个春秋，共开设过 11 个班级（指按期正式毕业的班级。此外，该校还有 12、13 班的学生到学校解散时，尚未毕业，故未计算在内），先后培养造就出内科、外科、妇产、小儿、针灸、正骨以及药物、按摩等各类中医药人才 700 多名，为继承和发展祖国传统医药学遗产，做出过十分有益的贡献。在以后的数十年间，该学院毕业生遍及全国各地，大多数人已成为当今医坛骨干，有的还成为国内屈指可数的专家名流。这所国医学院是"四大名医"中的孔伯华与萧龙友两位先生倡议主办的。建院时孔伯华任院长，萧龙友任董事长。宋祚民有幸成了该院毕业最后一班（第十一班，1940—1944 年）的毕业生。

因为在 1929 年，汪精卫出任国民政府行政院长后，做出了"取缔中医"的荒唐决议，并准备实施，激起了中医中药界人士及广大民众的公愤。孔伯华先生作为北平中医中药界的请愿团团长，率队南下，向南京政府请愿。在全国人民的压力下，国民政府不得不收回成命。通过这次请愿斗争，孔伯华先生深感中医中药事业岌岌可危。尽管它历史悠久、传统深厚，但当局一旦运用行政手段，便可能被取缔，要想保存和发展中医事业，必须加紧培养人才，大力壮大队伍，提高人员素质。为此，他与萧龙友先生商定，在北平合办了这所私立国医学院。孔先生是位讲实际的人，他认为，当务之急是得培养出具有真才实学的医生。他呕心沥血、废寝忘食地操办这所中医学院，把自己绝大部分的诊费收入用在了办学事业上，而且十多年如一日，直至1944年国医学院告散为止。是年，侵华日军妄图强迫中国的医务人员为其侵略战争服务，日本人看到了北平国医学院的实力，于是软硬兼施，威逼利诱，要孔伯华先生交出国医学院，归伪政府接管。孔师大义凛然，拒绝听命，宣称："余以兢营十五年之学业，不欲委之外人。"从而忍痛解散了这所学校，由此宋祚民所在的第十一班成了北平国医学院的最后一期毕业生。

宋祚民毕业了，他想：这四年虽然学到了许多的中医知识，但觉得自己仍十分稚嫩，于是在学习期满时，与佟知箴、张以德、杨稚青一起，在孔伯华生日那天给先生叩头拜师，正式成为孔伯华的弟子，并开始跟随先生抄方、侍诊 3 年。孔伯华对宋祚民刻苦、努力地学习看在眼里，喜在心里，曾专为他写下了"青囊可济"和"胆大心细、智圆行方"的条幅留念，由此可见宋祚民乃孔老的得意门生。

宋祚民在国医学院上学时，孔伯华在应诊的同时，拿出自己相当大的精力，为学院的建设呕心沥血。他老人家不仅参加制定教学计划，安排教学内容，而且四处奔走，约请当时的著名中医大家来院任教讲课。宋祚民回忆，曾在学院任过教的专家名医和主讲的课有：瞿文楼主讲儿科，姚季英主授妇科和诊断学，曹仰洲专讲《黄帝内经》，安乾卿讲授《难经》，周吉人讲授《伤寒》，赵树屏讲授《医史》，宗馨吾讲授《金匮要略》，张菊人讲授《温病学》，孟庆三则专讲药物，焦会元施教针灸，孔仲华教授古典文学和中医常用术语等。这些先生都是临床经验丰富、学识渊博的社会知名人士，所以授业无不游刃有余，加之学生们大都求知欲很强，故而学习成绩普遍良好。

宋祚民在这样的环境中，更是刻苦学习，孜孜不倦，就像一块海绵一样全力吸收，恨不得长三个脑袋把几千年积累的中医理论全装进去。在当时，只有外地的学生能够住在学校，像宋祚民这样的本地学生，只能走读上课，每天晚上回家。

20 世纪 40 年代初期的北平被日本人占领，宋祚民家住安定门城墙外，上学时骑一辆旧自行车，一般都走城里头，进德胜门，穿胡同到西四，走阜成门那个椎子胡同，不走锦什坊街，那里车多杂乱，绕过去就到学校了。

当时社会混乱，许多城门关得早，比如阜成门、安定门、德胜门是晚上6点关门，只有西直门晚上9点关。宋祚民上的学校虽在阜成门里，但下学一晚了，他就只得赶紧骑自行车奔西直门，先出城，不然就出不去了，而出不了城，回不了家，那麻烦就大了。出了西直门后，就没有马路了，火车道旁边有一条窄窄的土道，晚上行人少，又没有路灯，黑了瞧不见道儿，他骑在那个小窄道上，心里特害怕。小路旁边的有树，树上会掉下许多的蒺藜钩子，就是那种树的果实，果实上面有许多特别尖、特别硬的刺，它们落在土路上常常把车胎扎破，车就骑不了。有好几次宋祚民从德胜门推着车走回去，到家时已经夜里两点多了。有一年冬天刮大风，放学已经8点了，宋祚民一想火车道旁边那条窄窄的土道，又黑又有蒺藜钩子，就不想从那儿走。那时护城河都已经结了冰。宋祚民想，出了西直门，干脆走护城河，那冰上可以走，一滑还挺快，于是就下河走冰上，骑着车，正好有风，西北风正往东吹，那个快啊……但是危险就在眼前：那时候有人为了逮鱼在河中间凿了一个又一个的大洞，天气寒冷，洞口表面冻了薄薄的一层冰，风一刮，宋祚民眼睛睁不开，只能看个大概，哪注意到河上还有洞，那阵儿也没有路灯，结果扑通一声前轱辘栽进冰洞里头，把他给摔出老远，滑到河边，头撞在河沿上，一阵阵生疼。趴了一会儿，宋祚民觉得好一会儿，才缓过劲来了，慢慢爬起来去拽车，不想脚底下滑，怎么也拽不动。宋祚民真着急了，猛一使劲，脚下一滑，车没拽出来，人还险些给掉进那冰窟窿里。这可怎么办呀？车拿不出来，也走不了啦！宋祚民坐在冰上想了一会儿，就把手套垫在冰沿边上，车轱辘下边，慢慢地转那个轱辘，终于把车拽上来了，喘口气，歇一歇，才起身推着车慢慢地走回家。到家一看表，已经夜里两点了。

国医学院没有食堂，学生们都得从家里带饭，夏天带个凉窝头什么的，到那儿喝点开水，就着咸菜吃就行了。到了冬天就麻烦了，窝头冻得冰凉，没地方烤没地方热。不像现在有微波炉、有食堂什么的。那怎么办呢？当时，锦什坊街口有个卖老豆腐的，宋祚民和几个师兄弟商量一下，就上外边去吃老豆腐。那个卖老豆腐的是个挑扁担的摊儿，一边是一个锅，搁着老豆腐，另一边是个方盘搁着调料，摆摊时，就用扁担穿着两个木头闸当座儿，买他的老豆腐，可以坐他的座儿。有时没有座位，就只好蹲在一边，拿着自己的贴饼子，买一碗老豆腐，就算一顿午餐了。要是赶上刮风，土刮得满天都是，落在碗里、饼子、窝头上，吹一吹接着吃，吹不掉的也就吃下去了。碰上下雨，就更麻烦了，小雨还好，躲一躲就过去了，下大雨，卖老豆腐的来不了了，他们只能啃凉窝头。后来，每当宋祚民给徒弟们说起这段经历时，总是说："你们赶上好时候了，又有宿舍，又有饭厅，真是造化呀，你们一定要好好学习，要知道珍惜。"

当时虽然条件不好，但是大家都拼命学习。上学第一年，大家刚接触到古典医籍，非常生疏，孔伯华要求大家多念、多记，尤其是要背诵原文。宋祚民与裴学义坐同桌，宋祚民觉得一个人背书太枯燥了，就对裴学义说："咱们互相背吧。"于是，两人约定每人每天回家背三条，第二天一来到学校，就互相提问，互相背诵。别的同学见了，也要求参加，但人太多，效果不好，以后逐渐形成两三个人组成一个背诵小组。后来即使是课间，大家也在背，背《黄帝内经》《伤寒论》《难经》等经典，许多理解的、不理解的都通通先背下来，到现在宋祚民仍能出口成诵。他说："背诵时，许多原文意思是什么不理解、不明白，老师给你讲啊，有的时候也不太完全清楚，但是等到临床一用，就明白啦，还特清楚。"当时大家都比着背，今天背一条，明天背两条，天天记天天背。他说：那《伤寒论》不一共就有三百六十条吗？一天一条，一年就背下来啦，到现在也忘不了。

对中医的理论除了背经典外，宋祚民还特别注意听老师讲课。当时大部分老师都没口音，而左继云老师有点口音，瞿文楼老师讲课时，吐字特别清楚，也容易记住，比如说："太阳之为病，头痛项强而恶寒。"那"强""恶"字是这样写的，但是念的音就不一样了，"强"字念的时候念"僵"，僵就是不随便，不柔和；"恶"字念的时候念"误"，恶寒就是怕冷。这些条文，他们都一条一条地背下来，所以当老师讲到这里的时候，说：为什么强，什么是恶寒？中医中有取类比象，比如病了发热怕冷，是淅淅恶寒，就跟小鸟刚生出来，小鸟羽毛没什么呢，哆里哆嗦的那样儿就是淅淅恶寒。这让学生们一下子就记住了。那时候记忆力强，理解力差，但是理解力随着实践不断深入，尤其是一结合临床就逐步理解并得到应用。

宋祚民在学校学习刻苦，上完晚自习到家大多已经八九点钟了，他还要再读一会儿书才睡觉。那时没有电灯，家里点油灯，一个小盘，里面倒上油，用棉花搓一条棉绳放在油里，浸透了以后，再从油里拉出一个捻儿点着。他每天就着油灯把老师讲过的课再看一遍，顺便把第二天的课预习一下。宋祚民的姐姐也就着这个小灯，做一些针线活，给弟弟们缝缝衣服。自从母亲去世后，姐姐就承担起了家里的家务，因为操劳太多，脸蜡黄蜡黄的。宋祚民在看书时，一抬头，看到姐姐的脸，就暗下决心：一定好好学习，帮助父亲、姐姐挑起家里这个大梁，让父亲、姐姐、家人都

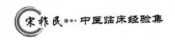

过上好日子。

宋祚民在国医学院时，每当孔伯华先生讲课，一定会全神贯注、聚精会神地听课，唯恐有所遗漏。毕业后又争取到继续跟师学习3年，后来独立工作了，但每遇疑难病证仍常去老师家登门求教，他对恩师的医德、医道、医理、医术耳濡目染，对中医之道所悟日渐深刻。

孔伯华是一位医德高尚、医道深邃、医理渊博、医术精良的现代名医，他不仅临床经验丰富，而且医疗作风严谨，在辨识病证、因疾下药方面有独特建树，对温病学的研究更是高人一筹，为此深得社会各界推崇，他与萧龙友、汪逢春、施今墨同被誉为京城"四大名医"。孔伯华精通中医传统理论，并十分注重理论与实践的结合，他常教诲弟子们说："观书者当观其意，慕贤者当慕其心。"（语出唐人刘禹锡《辨迹论一首》）他反对唯古是好和泥古不化。他没有门户之见，常告诫弟子们要博采众长，唯贤是取，不可浅尝辄止。孔伯华非常推崇医家徐灵胎，并对徐氏辨证论治、灵活施药的科学理论，做了相当精辟的解释。他本人就是辨证施治的典范，经他诊治的患者，大多效果显著，甚至是药到病除。孔伯华对病人十分同情体贴，凡登门求治者，无论地位高低、财资厚薄、老叟稚童、轻病顽疾，他都精心调治，一丝不苟。尤其对家境贫寒的患者，非但不收诊费，有时还倒付药资。

中华人民共和国成立前经孔伯华治愈的患者中，有达官贵人，也不乏贩夫走卒；中华人民共和国成立后求孔伯华先生诊治的患者中，有中央首长，但更多的则是普通工农大众。

宋祚民把老师的医德、医风点点滴滴都记在心里，并以之为榜样。他经常说："寡取易盈，好逞易穷，弩钝之材也。"（语出宋人岳飞《良马对》）意思是说，刚学到一点本领就满足，刚能辨认疾病就逞强，这是最没有出息的人的行为。宋祚民为人淳朴、正直，学习努力、认真，得到恩师孔伯华的关注与垂爱，收留在他的医寓诊所里实习抄方。他十分珍惜这一侍诊深造的机会，对恩师的教诲，耳提面命，随时记下，回家后，反复体会、揣摩，遇有不明之处，记在一旁，得机会再向恩师求教，恩师总是耐心解答，恩师对他的教诲，他永志不忘，常常向后人提起。

## 四、初试锋芒　悬壶应诊

1945 年，宋祚民还在孔伯华医所实习抄方时，他妻子的一位亲戚突患脑炎，托人捎来口信，欲请宋祚民出诊。他到患者家中时，患者病势已十分垂危，已经穿好寿衣，停放榻上。家人说已经昏迷 3 日，水米不进。宋祚民观察后发现：患者面色如土，双目紧闭，脉搏极其微弱，呼吸时断时续，用手指掐按人中穴，毫无知觉，呼叫半天也无反应。这病确实危重，但作为医生，应千方百计予以抢救。从哪里入手呢？宋祚民想起，有一次随孔伯华到某医院病房会诊，一位患者也是脑炎，不省人事数日，二便失禁，双目对光反射全无，由于病人昏迷，不但无法服药，对针刺也全然麻木。孔伯华决定用新鲜西瓜汁化溶安宫牛黄丸给患者灌入，以芳香开窍、清热解毒。药灌入后病人果然微睁双眼，开始清醒了。接着孔伯华又用生石膏、鲜九节菖蒲根、金银花、连翘等数十味中草药调配治疗。几天后患者竟起死回生，病愈出院，上班工作了，而且未留下任何后遗症。想到此，宋祚民精神一振，便试着用老师的那个方法给病人调治，这位亲戚果然也奇迹般地痊愈了，未留任何后遗症。

宋祚民的这次初试锋芒被患者的街坊邻居交口称赞，都说："名师出高徒，不愧是四大名医之一孔伯华的传人。"于是不断有人上门，请宋祚民治病，日久天长，宋祚民也逐渐摸索出了一些诊病和治病的经验。但遇有繁复或少见的疑难病还不敢应治，每每都得求教于孔先生，而先生始终有求必应，向他传经授道。这为宋祚民的日后独立悬壶应诊，打下了坚实的基础。

1946 年，宋祚民参加北平考试院举行的特种中医师考试，取得了合格证书，从此行医拥有了正式的资格，开始悬壶应诊，走上了独立行医治病的道路。

宋祚民自幼养成了吃苦耐劳的习惯，所以开业行医后，每天走家串户，风尘仆仆，他并不觉得苦。再加上此前时常看到恩师扶危济困的义举，受此影响，他感到为贫苦患者送医上门，十分应该，而且自然。有时遇上十分清贫的患者，就免收诊费或倒贴些药资。在一个隆冬腊月的深夜，北郊索家坟有位急性腹痛吐泻的患者虚脱昏迷，病势危急，上大医院看病没有钱，交通又不方便，其家属匆匆跑来敲门求医，宋祚民一听，立即相随而去。天黑风大，道路凹凸不平，许多地段无法骑车，中间还有一段地雷区，他们便时而骑行，时而步行，绕过地雷区，又越过两道冰河，才到了患者家。经过诊视、救治，这位急病患者终于转危为安。宋祚民后来向学生们说起这件事时，深有感触，自认为当时不过是凭着良心行医罢了，真正树立起为人民服务的思想，明确治病救人、救死扶伤的观念，则是在中华人民共和国成立以后，党和人民政府不断组织开业医生学习，才逐渐提高了觉悟。

## 五、北平解放　参加革命

1948 年底，宋祚民家搬到德胜门外北河沿，位于德胜门箭楼的西北侧，临近城墙护城河的北岸交战区。当时解放军已经住进了城外的村庄，到处是地雷，有的在铁丝挂着，有的埋在地下，非常危险。一次宋祚民在去西边饮马槽村为一急诊病人治病的路上，看到城墙外的环城铁路上有装甲跑车往返巡逻，不时地由南向北打炮，炮弹由空中呼啸飞过，炮弹后面旋转着火苗，然后听到爆炸的咚咚声。夜间还发射照明弹，箭楼窗口和下面的墙当中左右打开如扇形的洞，有机枪时时向外扫射，十分危险。宋祚民小心翼翼地躲避着，来到村口，见有解放军战士设岗，就跟战士说自己是大夫。战士听说是大夫，是给病人看病就放行了。当时城内是傅作义的军队，城外是解放军，形势十分紧张。宋祚民在家里什么消息也听不到，就自己组装了一个矿石收音机，通过电台的广播，关心着战事和时局的情况，因为生死攸关，就戴着耳机不放。1949年1月31日前几天，听说协议提出了31条，让傅作义的驻军换防出城接受整编，可能有缴械投降的含义，但没有被接受，看来和平解放不是一帆风顺的。直到1月31日前，听说最终达成了协议，宋祚民听到这个消息，心才放了下来。终于不用再打仗了，老百姓终于可以安心地过日子了。

收音机里说解放军1949年1月31日从永定门进城，宋祚民就在那天骑着自行车到前门，站在五牌楼西边等着看。马路东西两侧人非常多，但都很有秩序，站在那里欢呼。解放军扛着枪，穿灰布军装，带皮帽子，迈着整齐的步伐浩浩荡荡地绕过正阳门由东向北行进。后边过来的坦克车上面有穿便服的人坐着向人群摆手，显得非常快乐。解放军入城后，德外地区实行了军管，设立了十六区人民政府，不久又改为十四区人民政府，还有军管的北郊公安分局。

在 1949 年的八九月间，为了准备迎接中华人民共和国建国活动，解放军 198 师军乐队的号手们住进宋祚民家的南屋。解放军纪律严明，每天打扫院子，为老百姓担水，给宋祚民留下了很好的印象。有一天夜里，宋祚民发现，有位小战士在院里来回转圈不停地走动，不睡觉，开始还以为他在巡逻，见他又没带枪，还用手托着脸不停地深吸气。等到天亮，宋祚民便问姓袁的号长："那个小战士为什么不睡觉？"号长很直率地说他牙疼得睡不着。宋祚民一听，便毛遂自荐说："我是中医大夫，能不能用针灸给他治一治。"号长很高兴，就把那战士带到了宋祚民住的北屋，也就是诊疗室，宋祚民给他扎了合谷、颊车等穴，针后小战士立刻就不疼了。第二天又针了一次，腮肿也消了，很快就参加号队的训练去了。

周围的人们看到后，都知道：这里有一个宋大夫，看病特别好。连十四区区政府和北郊公安分局的人员，上至局长和他们的家属，下至关押的犯人，有病都找宋祚民看病。公安分局的安柄荣股长，每月给开一个条子，写上小米若干斤，后来写白面两袋，按当时的市场价折合成现金，当作看病的报酬。

中华人民共和国成立初期，特别是 1950 年和 1951 年，北郊农村流行的各种传染病较多，尤其在冬季，小儿麻疹合并肺炎发病非常多。这种病现在看来不算什么大病，但在当时死亡率很高，对儿童健康威胁甚大。当时宋祚民就参加了政府组织的医疗小组，每天去巡诊，送医上门，晚上回来还参加政府组织的政治学习和业务学习。这些不仅让他在政治觉悟上有很大提高，而且还比较准确地摸索出一些预防和治疗小儿麻疹合并肺炎的规律。那时他不分上下班，也没有节假日，每天顶风冒雪地奔走于患者家中，因此受到患者及家人们的赞誉，也得到了政府有关部门的肯定，被北郊十四区区政府指定为卫生委员会委员，后来还保送他参加了卫生部主办的中医进修班和西医预防医学班的学习。这两次学习使他的中医知识更加丰富，并且还学习了一些西医的理论与诊治技术，掌握了一些西医诊断手段。学习结束后宋祚民被聘任为北郊区公安分局嘱托医生。

## 六、创办诊所　贡献巨大

在宋祚民多半生的经历中，有一段特殊的经历是许多人都没有经历过的：这就是解放初期，他积极响应党的号召，率先创办了德胜门联合诊所，成为北京中医行业的楷模。

当时，政府开始对个体开业的医务人员进行集体化的改造，许多个体行医者都在观望、等待，尤其是一些拥有较多病人的大夫大多采取不闻不问的策略。宋祚民在家附近已经小有名气，病人也比较多，由于他与政府的工作人员接触较多，更加之政府保送他参加了卫生部医学班的学习，提高了他对共产党的认识：党现在号召个体开业的医务人员走集体化的道路，一定积极响应。宋祚民马上跟与自己关系比较好的吴振国大夫商量，两人一拍即合，又联合了佟知箴、曲溥泉、李全民和西医魏大夫，开始找地方，定规章制度，不几日就组织成立起了德胜门联合诊所。这是北京最早的四个联合诊所之一，宋祚民被推选为所长。

开办联合诊所，大家积极性非常高，没地方，就在德胜门外道边租了两间小门脸房；没器具，就利用自己家里的诊桌，甚至吃饭用的大铝锅，都拿来当消毒锅用了，有的甚至把家里的水壶、炉子，都搬到诊所。比如吴振国大夫还把家里的中药架子、药斗子拉来了，宋祚民从家里拿的东西最多，只要是联合诊所需要的而家里有的，他都统统贡献出来。国家没给一分钱，也没有任何赞助。

联合诊所的工作都包括哪些内容？由于是初创时期，大家都说不出个一二三来，于是就边摸索边干。每天除了在诊所给病人看病以外，还给本地段的老百姓做些预防工作，比如种牛痘等。有些病人病情比较重，或出门不方便，请人来说一声，宋祚民等大夫就抽时间去上门出诊。渐渐地宋祚民明白了联合诊所就是要大家联合起来，起到一个基层医院的作用，解决附近一些百姓和工作人员的医疗问题。因为一个人的医疗技术水平和能力是有限的，他可能擅长于治疗这类疾病，但可能对另一类疾病的治疗就不太有把握，所以把大家联合起来，互相取长补短，这样既可以解决患者的病痛，又能够互相促进，共同提高。

宋祚民联合诊所大夫看病技术好、对病人认真负责，使他们的信誉度在不断提高，附近国家机关的工作人员，比如警察、干部等，也都到联合诊所来看病。因为当时没有那么多医院，到了 20 世纪 50 年代中期，才成立了中医医院。在这以前，联合诊所服务模式比较符合当时的社会需求，中央政府和北京市政府对联合诊所的工作非常重视，北京市市长彭真、吴晗、王昆仑等领导曾亲自到宋祚民的德胜门联合诊所来视察，卫生部还请了两位前苏联的医学专家来参观，宋祚民把联合诊所的创办及工作情况向他们介绍后，得到了前苏联专家的赞扬，说这个办法有利于发展医疗事业，应该推广。于是，在报纸、电台一宣传，全国各地卫生部门的人都到德胜门联合诊所来参观，天津的、山西的、上海的、黑龙江的……来看联合诊所是怎么白手起家，又怎么安排医疗及预防的。回去后他们也都办起了联合诊所。

那阵子把宋祚民忙得不可开交，一忙就容易出错。一次他为一个孩子种牛痘，别人在旁边说话，注意力不太集中，小孩突然身子一闪，没扎在小孩的胳膊上，一下子扎到自己的手上了。以至于宋祚民手上至今仍留着一个瘢痕。经过这事，宋祚民想：这可不成，开联合诊所是为了给患者解决病痛，这一批一批的参观者太影响工作了，就谢绝了一些参观者，其后工作才逐渐踏实了下来。

德胜门联合诊所医疗工作做得好，地段预防保健工作也做得不错，病人又很多，所以常常忙得吃不上饭。那时候值班不分昼夜，二十四小时都给看病，没有八小时坐班的概念，不管白天晚上，只要有病人来找，开门就请到里边给看病，需要出诊，医生抬腿就得走。最累的是出诊。有一次轮到宋祚民出诊，一上午骑着自行车跑了几十名患者的家，看完这家看那家，累得连吃饭的时间都没有。回到诊所，宋祚民一屁股坐在椅子上，就睡着了。

当时社会上流行麻疹，麻疹是中医儿科四大症——麻、痘、惊、疳之一。麻疹的死亡率很高，新中国成立前，每户人家都要生几个孩子，不见得都留得住，许多都死在麻疹肺炎上。尤其是麻疹就怕合并肺炎，一合并肺炎，疹子一回去，很快就会出现心力衰竭。而且，麻疹属于传染病，其传染性非常强，一家人中往往老大出完了麻疹，老二跟着出，老三又接着，一个不落，所以看完这个，你以后还得来，连着看。每次去出诊，宋祚民常常要很晚才能回家。当时的人们对麻疹十分恐惧，因为这病的死亡率很高，尤其是麻疹合并肺炎、脑炎，治疗不及时，出疹不畅，疹子一憋回去，很快就会死亡。所以诊所的大夫们深感责任重大，在不出诊时，经常坐在一起探讨、研究如何治疗这个病，集思广益，把治疗方案反复修改，治疗的效果越来越好，很受患者的欢迎。许多人病好了，就送锦旗挂在墙上。他们还写了许多表扬信，上级医疗管理部门收到后很重视，常常来巡视，了解他们诊所的工作情况，并决定：树立德胜门联合诊所为先进典型。1956 年，首都举行庆祝社会主义改造胜利大会，德胜门联合诊所所长宋祚民作为先进代表被特别邀请登上天安门观礼台。

## 七、巧治疑难 救死济危

宋祚民名气愈来愈大，尤其是 1958 年来到北京中医学校后，讲课深入浅出、通俗易懂，带教时结合病例讲解，深受学员的欢迎。其中有一部分学员是各大医院的西学中医生，他们在回到各自单位后，一遇到疑难病症，就想起宋祚民老师。所以，宋祚民经常被邀去外院或外地参加会诊及疑难病案讨论。这些会诊和讨论，大都针对疑难病证、顽症或危急病证，通过实例解决问题，这种做法在当时十分流行。

1961 年北京儿童医院初建中医科，当时宋祚民正在北京中医学校任教，他带领本校西医学习中医班的学员到这家医院实习。正赶上有一个两岁小孩，因腹泻住院，但入院后昼夜啼哭，尤其到夜晚哭得更加厉害。她一哭影响全病室内其他床的患儿都不能入睡，并且哭成一片，甚至影响到隔壁室病儿休息，护士长对此十分苦恼。医生给她服用安眠药苯巴比妥，开始给小剂量 0.01g，即能入睡，后来服完药后亦哭闹不睡，于是逐渐增加至 0.03g，最后加到成人量 0.06g后，小儿也只能闭目片刻后，仍然啼嚎不止，影响其他患儿睡眠。当时医院的医护人员十分着急，但又束手无策。她们听说有中医学校老师在此带教，于是就请宋祚民老师看看能否运用中药为其治疗。宋祚民查看病儿，见患儿消瘦、精神萎靡、烦啼不眠、干号无泪、口干唇裂，舌质鲜红少津，尿黄量少，指纹淡红，脉细且数。是因为久泻津液耗伤，故出现虚烦不寐。宋祚民认为属少阴病得之二三日以上，心中烦不得卧，应给黄连阿胶汤治疗。于是让学生写方：黄连两钱，黄芩两钱，芍药两钱，鸡子黄二枚，阿胶三钱，一剂，水煎，嘱予患儿徐徐服之。

第二天早晨宋祚民去查房，将走入病房时，护士长见他来了，神色焦急地说："您赶快去看看服药的那个患儿，是不是中毒了？怎么昏迷不醒，叫她也不应，摇她都不醒！"宋祚民急忙到患儿床前查看，听其呼吸平稳，脉已不数，入睡正酣。此为心阴得养，心神得安之佳象。因其阴液已耗，心神失守，干号不眠，煎熬时久，故出此象。当时告诉护士长不必打扰她，等她休息过后给予稀粥调养胃气即可。该患儿睡醒后，即要求吃食物，食粥后精神安静，未再啼哭，愈后出院。此病例由西学中班的高益民同学将其写成文章发表于某医学刊物。

1962年，宋祚民应邀去天坛医院会诊，患者是一名刚满6岁的吴姓女孩。家长述清晨五时左右发现孩子突然昏迷，接着出现喷射性呕吐，双目紧闭，嘴唇青紫。八时许送到医院，患者在路上已停止了呼吸，急救室赶忙进行抢救。十一时左右患儿浑身皮肤发青，脉搏基本停止跳动。经脊髓化验确诊为乙型脑炎并脑疝。当时医院凡能使用的抢治手段，全都使用上了，仍未能使患儿脱险。家长见状，痛哭失声，医生对此也叹无良策。

宋祚民查看病情之后，觉得患者似乎还有抢救过来的可能。中医认为："多病无元身，久病无元气。"元气乃生命之本。这个小患者既非"多病"又非"久病"，加上童稚之年生机盎然，元气未失便有可能促其生机。目前的状况只是脑功能障碍所致。中医学上管脑叫"髓海"，脑对全身神经系统有主导作用。这位小患者的呼吸停止与昏迷，都是"髓海"功能失灵所致，要想使之复苏必须直接作用其髓海。给药已无可能，针刺或可收到立竿见影之效果。宋祚民想起人体后面主管心动和呼吸的中枢穴位"脑户穴"，此穴是督脉上的一个穴位，在后脑、后发际正中直上2.5寸，历来被医家视为禁区，不可擅动，如果必须针刺则只能平刺0.5~0.8寸。但是眼下患者已停止呼吸数小时，不能安常守故了，应具体情况具体对待。于是宋祚民在征得家长同意后，大胆地从患儿脑户穴下进针，针深至一寸时，患儿突然深呼吸了一下；接着又捻针连续刺激，行针一分钟后患者呼吸了两次；继续捻针，并上下反复刺激，呼吸逐渐恢复，一分钟由两次增加到四次、六次……心动也开始加强加快，一分钟由一次增加到五次、十次，直到正常。此时，小女孩神志虽略有清醒，但双眼仍然微闭，基本处于昏迷状态。

宋祚民接着采用中药治疗，方中有九节菖蒲、川郁金、藿香、佩兰等十余味中药，还加用了局方至宝丹同服，给患儿灌服，以后又不断变换剂量，患儿终于由昏迷转为清醒，后来病愈出院，未留任何后遗症。第二年上学念书，其智力与一般儿童无异。家长对此感叹不已，特意给宋祚民大夫送来一面锦旗，以表示感谢。

20世纪五六十年代，国家的卫生政策是团结新老中西各部分医药卫生工作人员，组成巩固的统一战线，为开展伟大的人民卫生工作而奋斗。关键在于西医学习中医，团结中西医为人民服务。当时西医除上西医学习中医班外，尚有分批到中医临床学习的西医班组。如到北京中医医院来学习的北京大学一院的儿科专家、曾留学美国的秦振庭教授、北京儿童医院胡亚美院士、原中苏友好医院（现北京友谊医院）的祝寿河院长、儿科研究所方鹤松教授等。他们分批来北京中医医院门诊进行中医临床实习，宋祚民作为他们的带教老师指导他们的中医学习。

在祝寿河院长来北京中医医院门诊进行中医临床实习时，遇到了这样一例病例。当时正逢夏季，患腹泻的小儿较多。那时有一个五岁男孩由其父亲用双手托抱着匆匆忙忙地进入诊室并到宋祚民诊桌前说："大夫，您赶紧给看看吧，这孩子已经不行了！拉了三天稀，不吃不喝已经五天了，总是昏睡。"宋祚民当即查看患儿，见其脑袋向后下耷拉着，两腿弯着向下垂，大腿内侧肌肉松弛，面色发黄，双眼紧闭，神志不清，四肢发凉，两太阳穴塌陷，腹如舟状，严重脱水，病情较为危重。当时祝寿河在旁见宋祚民要给患儿开药方，就很着急地说："老师，是不是应该赶紧给他输液？他电解质已经紊乱了，十分危险！"宋祚民又看了看患儿，说："服用中药完全可以解决，就用我常用的止泻散。"让患儿家长赶紧去取药，并嘱其回家服中药后，只需给患儿多喝白米汤，不要进食别的食物。白米汤既当食物又当饮水来补充营养和补充体液。如经二十四小时后大便不泻稀水，形成稀稠样便，尿见多了，就可以徐徐加米粥吃，暂不能吃荤腥鱼肉之物。这样可以生发胃气，生津养液，分清泌浊，让消化功能健运，使体液得以恢复。

患儿服药三天后，来复诊，患儿随其家长走入诊室，经诊查腹泻已止，小便较前增多并能吃米粥及面片汤。当时祝寿河院长十分惊诧，他连连叹服地说怎么没给输液也好得这么快啊！病人诊完走后他立即用手掀起裤腿让宋祚民看，并说这病您能治吗？宋祚民一看他腿胫外侧有一条长约二寸的紫红色瘢痕，凸起于皮肤表面。于是说能治，当即用处方给他开了赵炳南创制的黑色拔膏棍五支，让他把药棍烤软后贴于瘢痕上，一天换一次药。结果他连续贴用了三支拔膏棍后腿上的瘢痕变平了。他非常高兴，对中医学产生了极大的兴趣，也加深了对中医的认识。祝寿河是研究肾病微循环的专家，他问宋祚民什么中药可以降血脂并促进微循环的改善，宋祚民说生山楂可以化瘀滞、降血脂，让血液循环流动通畅。祝寿河使用后效果果然非常好，后来在做学术报告时，祝寿河特别提出中药生山楂可以起到促进微循环改善的作用。

## 八、密云深山　医疗队员

20 世纪 60 年代毛主席有一个"6·26"指示："要把医疗工作的重点放到农村去。"所以各地的医院纷纷组织医疗队下乡。宋祚民当时已经来到北京中医医院，并且参加了第二批的医疗队，队长是曹希平。医疗队去的那地方是密云的南石城。从南石城再往南走，有个地方叫水堡子，就是宋祚民下点的那个地方。

那水堡子就是有一个石头城，拿石头盖的一个城门洞。当地吃水很困难，挑水得由住处下坡走老远，才到水井，打上水来再挑上山，所以医疗队把水看得特宝贵，洗脸都不敢浪费水。

那时候医疗队还是十分艰苦的，每个医疗队员都要做到"三同"：跟贫下中农同吃、同住、同劳动。宋祚民住的那家是一个老人，看到有人与他同住，老人十分高兴，常讲他们当地的革命历史，讲打日本的人和事。上级要求队员"三同"，不得上合作社买吃的，人家给什么你就吃什么。

当地人都非常朴实，一天三顿饭，早上喝粥，吃白薯，中午、晚上吃饭。有的家，对医疗队员特别客气，拿医疗队员当客人一样对待：吃饭的时候让你坐在中间，他家的老人坐在边上陪着，家里的主妇给你盛菜，都用小盆，扁豆啊粉条啊，一股脑给你端上来，他们把准备过年的东西，比如白面蒸馒头等都拿出来吃，让医疗队员十分感动。

有的队员去的地方比较远，比如驻二道河的，相比较是在平川的，还有上山的，最远最高的叫黄土梁莲花瓣，现在叫云蒙山，他们在那上边住，半个月下来一回，买粮食、买菜带上去。那地方非常危险，路上有个大山涧，上边有一块木头当桥，踩着这木头过去，挨着山边，还得扶着山，一不小心就可能掉下去，非常危险。据说那二道河子，必须过这河才能到那村子里，河里有一块大石头，那石头光溜溜的，当地人管它叫判官肚子。针灸科田捻民、王孟庸这两个人就住在那二道河子医疗点，出来、进去都得爬那判官肚子过去，都得小心翼翼地，生怕掉下去。医疗队一个星期开一次会，大家都回到总医疗点儿来开会，一见面，他们都说这环境太艰苦。宋祚民驻的那点儿离南石城5里地，这5里就是个大坡，上到那高山尖上，再往下走，宋祚民最发怵的就是往上爬，喜欢往下走，因为骑自行车，得推着车往山上走，费劲极了，到了山尖上，往车上一骑，顺坡就下。虽然有闸但是不能捏，一捏闸这车就得翻跟头，怎么办呢？就拿脚当闸。宋祚民的鞋底很厚，踩着前轱辘慢慢下，不用蹬一下就到南石城了。

宋祚民原来在城里头血压特别高，去了医疗队后，没事时，在炕上一坐，透过那支着的窗户，一眼就看见对面的山上，绿幽幽的山，清亮亮的水，秀丽壮美，就像一幅画似的，空气也好，宋祚民感到顿时头脑清醒，血压也不高了。由原来的 170～180mmHg，变成 120mmHg 了，这是环境的原因。吃的也和城里不一样，在家里吃的肉多、油多，新鲜菜少，比如城里头卖菠菜，都不愿意要了，都长成树那么高了。在这儿，到做饭的时候了，就到地里薅一把菠菜，在河里洗洗，洗完了剁几刀，这大柴锅一烧，抓一把花椒瓣撒在锅里，扒拉着，一变焦黄，香味出来就放水，等水一开，把菠菜往里一扔，抓把盐调味儿，就算做好了。虽然一点油都没有，吃得还挺香。用柴锅现烙的白面饼和玉米面的贴饼子都非常香，在家吃两块就够了，到那里吃一张都不够，吃的虽然少油没盐的，但血压不高了，看起来，疾病与饭食结构有很大的关系。

宋祚民现在回想起当时情形，说现在社会上得病的人太多了，糖尿病多，高血压多，血脂高等等。而小孩子们爱喝饮料，有些饮料里边含激素，小孩老早的就早熟，小男孩长胡子，小女孩9岁来月经。住在山里的人就显得特别结实，风吹雨打也不在乎。有一次，一个小女孩才6岁，给家里捡柴火去时，着了凉，发高热，躺在炕上一试表41℃，体温这么高！宋祚民就说你多喝水吧，给一片APC吃，结果一会儿她出了汗，体温开始往下降。第二天宋祚民准备去看看她，谁知刚走到那村口，还没进街，就看那孩子正爬树呢。宋祚民自语道："这孩子怎么好得这么快呀？"宋祚民做了一个比较：农村空气好，孩子吃的都是粗粮杂粮，所以壮实，越吃得细，越娇嫩，越不锻炼也就越萎缩，所以宋祚民下医疗队并不觉得苦。

下医疗队最怕什么？怕狼。山里许多山坡都有狼，不是经常出来，一般狼会晚上出来，但是晚上医疗队的人一般都不出来，所以也不太担心。最怕的就是晚上有急诊。有急诊时，一个大队医陪着都不成，得二个大队医加上书记一块把你接走去出急诊，怕你出问题。宋祚民住的水堡子山坡上头还有一个土台，那个土台上就有狼。一次宋祚民搭送钱的三轮摩托车进城，因为起得早，车一过那个土台，看见那狼都那么坐着，那两眼睛啊，紫蓝紫蓝地、金光闪闪地看着你，就像真要扑过来一样，真有些害怕，开车的说："你别理它，就没事儿。"还有一次遇见狼，是因为一个孕妇难产，孩子生下不来。她家门冲东，北房南边山坡大大小小地坐着一大片狼，大狼小狼一大溜，宋祚民从来没看见过那些狼，后来一问才知道这些狼是等着难产妇的孩子死了，扔出来当食物吃。宋祚民说："奇怪了，这狼它怎么就知道这家有病危的人呢？"村里的人拿铜锣敲着驱赶狼，它们却纹丝不动，就在那等着；拿土块儿扔，也不理你就都那么坐着等着。后来打电话，来了一个救护车，宋祚民陪着把孕妇拉到医院里头，做剖腹手术，孩子产下来了，原来是脐带绕脖子了，幸亏做了手术，不然即使孕妇自己生下来，孩子也活不了，所以那时候的医疗队，对农村的医疗起了很大的作用。

那个地方寒冷，患咳嗽、喘的人特别多，有的老年人常年咳嗽，重时就蹲在地下，扶着炕沿，不停地咳嗽喘气。当地缺医少药，找这药没有，那药也没有，宋祚民看到没什么办法来处理，就问当地的人："你这儿都长什么药？"让当地人带着到山上去采药，采回来，晾干给压成药面，包成小包，给这些咳嗽、喘的人吃，谁知，效果特别好。许多老年人的咳喘好了，减量给孩子吃，也好了。后来宋祚民从医疗队返回城里后，还不断有人到医院找宋祚民开这治疗咳喘的药面。再后来为方便患者，宋祚民就把药面做成胶囊，用于临床治疗咳嗽。

# 九、重视脾胃　调养气血

宋祚民在中医界兢兢业业、踏踏实实、埋头苦干，对技术精益求精，努力开拓治疗疾病新途径、新方法，尽全力解决病人的痛苦，自行创制了一些新的方剂，如生血糖浆、止泻散、悦脾汤等，在理论上，他提出重视脾胃，治疗疾病要多从脾胃入手，老人、小儿尤其如此。

## 1. 首重脾胃　制悦脾汤

中医理论认为，脾胃为后天之本。小儿处于生长发育时期，五脏六腑皆有赖于脾胃之滋润濡养，故脾胃对于小儿尤为重要。脾胃的生理功能、病理变化古人多有论述，以李杲、张景岳的论说最为精辟，后人多宗其说。宋祚民推崇李、张之说，继承孔伯华老师衣钵，在临床中时时注意保护小儿脾胃，不仅注意保护小儿脾胃之阳气，亦重视脾胃之阴。小儿脏腑薄弱，为稚阴稚阳之体，其气血尚不充盛，依赖脾胃运化而生长发育。在病中更须依赖中气旺盛，抵御邪气，以图康复。因此宋祚民在治疗中，尤其是热病后期，常着重调理脾胃的升降功能，从脾胃入手，调理后天，荣养脏腑，补充先天，扶正祛邪，转化枢机，使病体复元。

宋祚民认为，脾胃位于中焦，升清降浊，共主饮食物的腐熟、泌别清浊，并将其水谷精微输布、营养全身。因此，体内脏器、筋骨、关节、经络皆有赖于脾胃水谷精微的运化、润养，所以说脾胃功能的强弱可以决定身体的强弱，也可以决定疾病是否能够迅速痊愈。

脾宜健，胃宜和，治疗时，不可大补，也不可大泻，脾胃适宜调理，这又是宋祚民治疗脾胃病的之秘籍。宋祚民曾言，脾胃互为表里，在五行中属土，土为生物之本，其不燥不湿，不冷不热，方能生化万物。但脾为阴土，喜燥恶湿；胃为阳土，喜润恶燥，湿土宜燥，燥土宜湿，因此，脾健胃和，则二气平和，阴阳相调，燥湿既济，升降得宜，中焦健运，无疾体健。故宋祚民总结前半生的临床经验，创制"悦脾汤"这一调脾方剂。悦脾汤在临床运用时常因人因时而异，加减治疗多种脾胃疾患，效果极佳。其门徒李建将宋祚民的悦脾汤总结归纳为《悦脾汤临床应用十法》，发表于1996年的《中级医刊》上。当时，文章写好后，几家大的医学杂志的编辑听说是宋祚民的经验，纷纷表示希望能交给他们刊用，宋祚民了解到《中级医刊》是面向广大基层医务人员的杂志，读者群十分渴望得到上级医师的学术指导，就让李建把文章交给《中级医刊》登载，并指导徒弟李建等人撰写了中医常见病讲座二十余讲，交给《中级医刊》刊用。正如他希望的，许多同道及基层医务人员来信来电咨询应用的细节，并将他的经验应用于临床，均收到较好的效果。

悦脾汤的基本方为：藿香、苏梗、竹茹、佛手、焦三仙、天花粉、乌梅、砂仁。其功用为：调脾和胃，升清降浊。主治脾胃失调之厌食、呕吐、腹痛、腹胀、腹泻、便秘等；此外，悦脾汤还可以治疗夜啼、汗证、鼻衄、紫癜以及感冒后的调理等许多疾病。悦脾汤中无大补大泻、大辛大热、大苦大寒之品，多为芳香平和之剂，调理中焦，协调升降，在运化中，让阴阳和谐，使脾胃达到动态平衡。

厌食患儿多以脾胃运化功能失调为主，是小儿多发且较难调治之顽症。因患儿常常由于过食生冷肥甘而导致本病，故又有人称之为"冰箱病"。本病因暴饮暴食致脾胃功能失调，中焦枢机不利，故宋祚民认为厌食虽有面黄消瘦、倦怠乏力等虚弱之象，但其治疗应"贵在运，而不在补"，主张醒脾开胃，升清降浊，畅利中州，保护后天之本，以免影响小儿生长发育，故临床多以悦脾汤加玉竹、鸡内金、莲子肉治之；呕吐虽有多种类型，但小儿中焦脾湿不运，胃气上逆最为多见，故治以醒脾和胃、降逆止呕，以悦脾汤加姜半夏、刀豆子、橘皮等药；腹痛可见于胃肠痉挛、虫证、胃炎、胃十二指肠溃疡等多种疾病，其中医证型以脾胃虚寒型最为多见，治疗时可加木香、丁香、高良姜、炒白芍等；小儿腹胀多为脾失健运、湿滞气阻所致，可在悦脾汤的基础上，加大腹皮、厚朴、枳壳、枳实等；对于脾虚型腹泻可在悦脾汤中加苍术、茯苓、炒薏米、灶心土等药；若因脾阴不足，胃津缺乏，腑气不畅引起的小儿便秘，可养脾滋阴、蓄水行舟、润燥通便，治疗时用悦脾汤加生何首乌、肉苁蓉、决明子等；至于夜啼、汗证、鼻衄、紫癜等证，无一不适用于脾胃失调之证型，经适当加减，亦可以悦脾汤为基本方进行治疗，均可收到较好的疗效。

小儿腹泻，亦为脾胃失调所致。宋祚民认为腹泻之症，急时可导致津液随便而泻，气随液脱，引发脱证。缓时其饮食不能充养肌肤，体弱消瘦，生长缓慢，故当采用健脾养胃敛阳止泻之法，方用悦脾汤之变方——止泻汤。

宋祚民认为，小儿脾胃虚弱不同于成人，因成人脾胃之气旺盛，一般不易致虚，但虚后不易恢复，小儿脏腑稚弱，较之成人易于损伤而致脾胃之气不足，但不易壅补，须振作脾阳。因之，成人健脾多用白术，小儿健脾则用苍术，以白术燥湿健脾益气，苍术则芳香醒脾除湿，可振脾阳之故。

## 2. 血证撮要 调气养血

小儿血液病既是多发病又是疑难病，宋祚民注重这方面的研究已有数十年，逐步摸索到了一点规律。血小板减少性紫癜、过敏性紫癜、贫血、血友病等，经过中药治疗后大多数效果理想，部分病人症状减轻，个别的可以症状完全消除，血象化验恢复正常。

宋祚民认为，紫癜的出现与血络的失固、营卫的失和有着十分密切的关系。如《黄帝内经》说：若邪客于孙络，孙络满而外溢大络。孙络和大络都与营卫相通，而影响营卫的运行，致使营卫稽留迟滞，营卫不得配合流通运行，卫气不固而营血外溢，营血凝滞于肌表形成出血斑。因之营血虽然外溢，瘀于肌表，而实质仍为气血失调，治者应调内在之气血营卫，而不只单纯消肤表之瘀斑。故而化瘀宜寓于养血之中，药用柔和，如鸡血藤、赤芍、苏木之类。

从斑色论治：斑色鲜红，多属于血热，治宜凉血清热；斑色紫红，为既有血热，又夹血瘀，治宜凉血化瘀；斑色淡红，多为血虚气弱，治宜养血益气；斑色黄瘀，多属血聚，治宜养血温化，调养血络。斑色的变化，其由鲜红到紫红，到淡红，也是转化的全过程。因其总体为虚证，其病之本质为气阴不足，血失常道。时时要以调护脾胃、顾护气阴为主，故很少用行气破血化瘀之法，及至化瘀也多在补养之中通血络。

斑色鲜红为阴虚血热，可用育阴凉血之剂。如犀角地黄汤，因犀角已经禁用，可用水牛角代替。斑色紫暗或紫淡，属阴虚血弱，可用二至丸，药用如女贞子、旱莲草、桑葚、黄精、白芍、山药等味；消斑在有热时用紫草、茜草、青黛、藕节以凉血止血化斑。对于较年长之女童，其出紫斑不多，但月经量多而时间长，或一月两行，甚至淋沥不断，而近似漏症，治当调养经血，固摄冲任，如卫生汤之剂加减，如当归、白芍、党参、山药用量宜大，更添二至丸及滋补肝肾之品：菟丝子、鹿角霜、金樱子等。辛温燥烈之品少用，如川芎、当归之类，以其温则行，辛则散，易促血行，而血外溢。如必用时，当配以阴柔之药如生地、熟地等。要知阴虚血热，其血不宁，不宜助热，热则动血，而易于出血。

治法虽然应该清热凉血，血药用过凉又易损伤脾胃，而见食少腹痛便溏，服药期间，如过食生凉亦可出现此等征象。脾胃为后天之本，生化气血之源泉，脾胃运化功能减弱，对血液病的治疗影响较大，尤其再生障碍性贫血，亟须依赖脾胃吸收饮食物中的精微来充养，食疗将占有很重要的位置。因此用药须凉而不凝，温而不烈，固摄益气养血为治，气固则血止，气摄则血不外溢，化瘀而不动血，止血而不凝瘀，为治疗本病的要点。

曹某，女，13岁，1981年初诊。患者自8月份开始牙龈出血，去某医院诊为原发性血小板减少性紫癜，经治不见好转，来请宋祚民高诊，曾经服激素和中药治疗，食纳佳，二便可，其他未见异常，唯月经月行

3 次，每次量多，舌胖苔薄，脉大弱，查血小板 1.2
万/mm³。证属气血两虚，血脉失和。用生龙牡先煎，
桑寄生、木瓜、菟丝子、女贞子、旱莲草、山药、黄
精、白芍、甘草、鸡血藤等药。水煎服，服药半月后
行经，经量较前明显减少，为正常经量，一周净，查
血小板 8.2 万/mm³，上方加龟板、阿胶继服 30 剂，
血小板升至 15.7 万/mm³。一年后来诉：行经正常，
血小板维持在 15 万/mm³左右。

宋祚民认为，年龄较大女孩患血小板减少性紫癜，
其皮肤瘀斑一般较少，而月经常过多，有些病人经血
淋沥不止，近于崩漏，此与肝、脾、肾、冲、任失调
有关。《血证论》云："肝主藏血，血生于心，下行胞
中，是为血海。凡周身之血，总视血海为治乱。"血
生源于脾，统摄于脾，调节在肝，藏于肝，脾虚失于
统摄，肝虚失于调节，肝肾乙癸同源，肝脾血亏，导
致肾气不足，肾司开合不利，失于闭藏，因而冲任不
固，奇经受损，络血不宁，致使经水量多，淋沥不断。
《素问·调经论》说："病在脉，调之血，病在血，调
之络……"因此，治以调络养血，固摄冲任，下元得
充，气血得和，紫癜见消。

冯某，男，7 岁，患儿自幼时有鼻衄，磕碰后身
有瘀斑，未引起家长重视。4 岁时，因拔牙而出现流
血不止，经外院检查，患儿血小板 $182 \times 10^9$/L，出血
时间 2 分，凝血时间 13 分，凝血酶原消耗试验

（PCT）8秒，纠正试验证实：第Ⅷ因子缺乏，第Ⅷ因子凝血活性（Ⅷ：C）测定为5%。诊为甲型血友病。曾两次输新鲜血液治疗，症情无明显好转。故求诊中医，请宋祚民高诊。就诊时患儿右眼睑可见血肿，约核桃大小，右侧颜面漫肿青紫，右侧鼻孔红赤，口角糜烂，躯干及四肢皮肤散在瘀斑。伴见纳少、自汗、乏力、精神弱。舌红、苔白厚，脉弦细。患儿有家族史。中医辨证：气血两虚，外伤血瘀。治宜先以凉血化瘀治其标，再以益气养血固其本。方药：白茅根、地榆、当归尾、穿山甲、元参、天花粉、桃仁、红花、赤芍等，另加三七面与中药同服。

服药7剂，精神明显好转，右眼血肿渐消，口疮已愈。又进原方7剂后，右眼血肿基本已消。患儿纳食不馨、倦怠乏力、自汗等症状，便呈现出来。其舌淡红、苔白，脉弦细。中医治疗大法改为健脾养胃，益气养血，以后天补先天。方药改为：全当归、生黄芪、茯苓、莲子肉、黄精、藿香、天花粉、陈皮、焦山楂、旱莲草、元参、藕节、竹茹。

患儿服前药14剂后，纳食明显增加，自觉周身有力，出汗减少，前方加砂仁、白芍、甘草。全方草药粉碎，共研细末，炼蜜为丸，每丸3g，每次服两丸，每日服3次。

患儿连续服药半年，诸症消失。复查血液：血小板、出血时间及凝血时间均正常，凝血酶原消耗试验

30 秒，亦在正常范围，第Ⅷ因子凝血活性测定升至 87%，正常范围。10 年后追访患儿，一切正常，无鼻 衄及紫斑出现，无任何出血现象，身体健康。

患儿有家族史，其症状及体征、化验均支持甲型 血友病的诊断。从化验分析，此患儿属轻型血友病患 者。其就诊时，因出血症情较急，自当急治其标，以 安血消肿为大法，选用凉血止血、化瘀和血之方药治 之。白茅根凉血而又行血，地榆凉血可止血，天花粉 凉血且可化瘀，三药凉血益阴为主药。方中用咸寒软 坚之元参，代替犀牛角凉血止血，并以桃仁、红花、 赤芍以和阴活血化瘀。因为肿过甚，非一般化瘀消肿 之药所能胜任，况血瘀络外，蓄于皮内而肿，故用当 归尾、穿山甲以其力略猛，方能达络而疏经通脉，令 血行其道，并加以化瘀止血的三七面与汤剂同服，可 祛瘀生新。

宋祚民讲，此系采用唐容川之止血、宁血、化瘀、 养血等法之意。患儿血肿消退后，选用健脾养胃之剂 为固本之法。肾为先天之本，脾为后天之本，全身气 血皆赖于脾胃之水谷精微的滋养，故健脾养胃乃以后 天补先天之意。方中黄芪益气，当归养血，茯苓、莲 子肉、黄精、陈皮、山楂健脾养胃，旱莲草、元参、 花粉养阴，藕节止血，竹茹和胃。后又加入砂仁芳香 醒脾，白芍、甘草酸甘化阴。配制丸药，乃以丸药之 缓力徐徐图之。

血友病属血证，多因先天肾气不足，血脉脆弱，脏腑气血失固，后天脾虚，统摄失职所致。骨髓充盛则气血运行正常，气血失固则血流妄行，溢于皮下为瘀为斑，出鼻窍为鼻衄，走下窍则便血尿血。因此治疗本病宜益气固摄，养血止血。

中药可选用生黄芪益气固表，党参或生晒参大补元气。络脉空隙，气必游行作痛，且血以气而溢，故予益气类用之。养血如生白芍、当归等用量宜大，便溏者不宜多用，或加健脾益气之山药。固摄用生牡蛎软坚固摄，化瘀消肿，或加用诃子、乌梅等固涩收敛之药。化瘀养血可用鸡血藤、木瓜或花蕊石等药，化瘀而行瘀，木瓜、鸡血藤还可荣养血脉并敛血通脉。汉三七亦有养血行瘀的功效，是虚可补养、瘀可行化双向治疗的佳品。云南白药其行瘀之力较强，且可止血，具有消肿止痛的功用。对瘀肿，常用清化达络之忍冬藤、忍冬花，尤其是局部灼热红肿者，用之更佳。瘀肿在上肢加用桑寄生，在下肢则加用桑枝、川牛膝以通经达络行气，苏木有很强的行瘀止痛的功用。肿甚可加用制乳香、没药，但用量宜小，一般在1.5～3g，多用则碍胃而引发呕吐。忍冬花与生黄芪合用，可益气消肿。止血药一般应配合活血养血药一起应用，如川芎温通可以行瘀，但须配以柔药如生地黄、熟地黄，或阿胶珠养血、止血较为稳妥。单纯止血用仙鹤草，鹿衔草量可略大，茜草、坤草量不可多。一味丹参胜四物，小剂量丹参可养中有化，大剂量则可破血。肿瘀日久不能消散者，可在养血活血药中，加用助肾阳之仙灵脾，以资生化运行气血。尤其是停用激素时应加服温补肾阳的药物。消肿止痛是在养血的基础上，略加活血，以养血为主，化瘀为辅，要知益气可止痛，气壮能制痛，气微则痛剧，因气行舒畅则血滞得行、疼痛得止，以通则不痛故也。此非用破血而是治气以行血是也。

　　北京中医医院儿科曾开设小儿血液病治疗专台，由宋祚民主诊。数年间应诊者比肩继踵，接顾不暇。在诊病之余，宋祚民将其治疗小儿血液病的经验、体会，撰写成论文《中西医结合治疗小儿白血病方案的探讨》发表在 1983 年 1 月《山东医学》杂志，《血液病治疗撮要》发表在 1986 年 3 月《北京中医》杂志，深受医学同道的赞誉，并且获得北京市中医学会论文一等奖。

### 3. 小儿多动　平肝调脾

　　小儿多动症，目前已成为临床常见疾病。中医对本病的研究自 20 世纪 80 年代开始。中医普遍认为，小儿多动症的发病与小儿生理上的"脾常不足""肝常有余""肾常虚"，关系密切，临床根据小儿症状的主次而分成心脾两虚型、肝肾阴虚型、痰火扰神等证型，各型之间相互关联，相互影响。肾为先天之本，若患儿先天禀赋不足，加之后天调养不当，则致阴阳失衡，形成肝肾阴虚、肝阳上亢、肝风内动之候，如烦急易怒、形体多动。肝藏血，血属阴，肝肾阴虚则阴血亦虚，血不养心则注意力涣散，易忘事。脾为后天之本，小儿饮食不知自调，"饮食自倍，肠胃乃伤"，脾运失司，生化乏源，先天之肾得不到充养，阴血无以化生，心脾两虚而引发诸多证候。

宋祚民对小儿多动症进行了多年的研究，他观察到，多动症状如摇头、眨眼、耸肩及上课做小动作等，与注意力涣散、学习成绩差相比，在服药一定时间后，多动症状最早出现好转，随后注意力及学习成绩逐渐出现好转。在痊愈的病人中，多动症状最早消失，继续服药则注意力及学习成绩逐渐恢复正常。因此他认为，肝主筋主风，肝气过旺则肝风动，肝风动则筋拘挛，身体多动。肝主气，气贯穿于全身，肝气调达，全身舒畅，五脏俱荣。肝气郁结则烦急，易激惹，任性冲动。肝气郁结则五脏之气不畅，五脏为之累而损，如心主思，心气不畅则才思不敏，神思涣散，学习成绩下降。所以肝是主要矛盾。也就是说，在五脏中，肝对于小儿多动症最为重要。

在治疗时，宋祚民多采用平肝潜阳为主，但亦不忘脾胃，总是在治法上，兼顾健脾养胃，把它作为辅助的方法，用于治疗小儿多动症。

在辨证用药基础上，根据患儿多动的特点，加用重镇安神之品缓解症状，选用龙骨、牡蛎、珍珠母、灵磁石等，具有平肝潜阳功效，又能宁心安神的药物。现代医学研究认为龙骨、牡蛎煎熬后有抑制骨骼肌兴奋的作用。宋祚民还常用生石决明、白蒺藜、杭菊花、杭白芍、石菖蒲、川郁金、僵蚕、蝉衣、薄荷、茯苓、山药等中药。对于痰蒙清窍，多动难以制约，多语不避亲疏，抽动较重者，可加用青礞石、天竺黄，或将礞石滚痰丸、牛黄抱龙丸加入其中，同煎服。即在每次煎药时，用布包1丸礞石滚痰丸，或牛黄抱龙丸，放入汤药中同煎。对于多动频繁者，在应用钩藤等植物药效果不好时，应加用全蝎、蜈蚣等动物药，镇痉息风止动。

对于多动不甚频繁，体质较弱者，治疗时要以健脾为主，应用宋祚民自制的悦脾汤加减治疗之。虽有多动不治动而治以调脾，此乃不治动而动则自止之意。

迟某，男，8岁。患儿四肢时时不自主抖动月余，同时腹肌不时上下抽动，在受批评、训斥时症状加重。上课时精神不集中，小动作较多、烦急，易激惹。查体见患儿形体消瘦，舌体瘦小、舌质偏红、少苔，脉弦细。中医辨证为肝肾阴虚，肝失所养，肝郁气滞。治宜滋养肝肾，疏肝理气。方药：生石决明30g（先煎），珍珠母15g（先煎），杭菊花10g，杭白芍12g，生地黄10g，枸杞子10g，女贞子10g，旱莲草10g，当归10g，石菖蒲10g，川郁金10g，百合10g，钩藤15g（后下），川楝子10g。

　　患儿服药 7 剂后，诸症大减，自诉有时上课感到头昏不清，加荷叶 10g 以升清阳之气，加茯苓 15g 健脾渗湿、宁心安神。

　　坚持服药 28 剂，家长反映患儿情绪稳定，多动症状基本消失，上课已基本可以坚持听讲，学习成绩有所提高。继服前药，改两日服 1 剂，连服 3 个月后停药。

　　1 年后追访，患儿正常，多动症痊愈后未出现反复。

　　此例患儿消瘦，平素急躁易怒，舌体瘦小偏红，说明其多动属肝肾阴虚，水不涵木之证。病位主要在肝肾。肾为先天之本，肝肾同源，小儿阴常不足，加之调养不当，造成肝肾阴虚之候，导致出现肝阳偏亢之象，如急躁易怒、多动多语。本病虽以多动为主症，但本型中以肝肾阴虚为主要矛盾，因此治疗时应从滋补肝肾入手，不能一味安神。通过滋养肝肾，阴血得以充盈，自能达到平肝息风之目的。

　　童某，男，11 岁。患儿多动不宁数月，老师反映患儿上课注意力不集中，不能按时完成作业。伴见面色少华，时有气短心慌，夜寐不安，纳差，大便溏薄，一日一行。校对试验水平较差。舌质淡、苔薄，脉细。中医证属：心脾两虚，心神不宁。治宜补益心脾，宁心安神。方药：藿香 10g，苏梗 10g，竹茹 10g，佛手 10g，太子参 10g，沙参 15g，焦三仙 30g，天花粉 10g，乌梅 10g，茯苓 15g，黄芪 10g，山药 10g，石菖蒲 10g，川郁金 10g，炒枣仁 20g，钩藤 15g，夜交藤 10g。

服上药 14 剂，患儿纳食明显增多，面色好转，睡眠较前安稳，但上课仍不能认真听讲，精神不集中。上方加五味子 6g、麦冬 8g，取生脉散之意养心敛气；加珍珠母 15g 镇心安神。

再进 30 剂，家长反映患儿上课能坚持听讲，回家后能主动完成作业，经查校对试验水平已在正常范围。

患儿素体脾虚，故见面色少华、纳呆、便溏等症状。脾胃乃后天之本，气血生化之源，脾虚则生化乏源，五脏六腑失于滋养，而出现气血不足之证；脾主气，心主血，故表现为心脾两虚的症状，所以在治疗时应从心脾入手，用悦脾汤为基础方加减，健脾益气，使中焦得以运化，健脾开胃，使水谷得以入化，脾运强健，气血得有化生之源，故脾气充盈，则心气、心血亦得以充盈。用生脉散养阴益气敛气，心气盈则心神宁，心血充则心有所主，起到补益心脾、安神定志的功效。

### 4. 咳喘清热　后期调脾

咳喘乃小儿常见病，宋祚民认为，小儿咳喘以热证、实证多见。虽外感风寒，亦可迅即化热，此因小儿乃阳盛之体的缘故。因此，宋祚民主张对痰热咳喘应"一清到底"，其理由有三：①咳嗽多属外邪侵袭肺卫，因之新邪表邪当清之疏之。②咳喘发作之因，多与摄纳饮食密切相关，肥甘厚味，壅滞酿痰，阻碍气机，郁而化热，痰热郁肺，肺失清肃故发咳喘。因之清化热痰为正治之法，痰热祛除，肺得肃降则咳喘自平。③素患咳喘之儿，每因外感诱发，新邪不去，旧疾不除。感邪之后，肺卫失宣，郁而化热，肺脾失调，湿困生痰，痰热浊聚，蕴郁闭肺，致咳喘复发。因之，邪之不去，咳喘不宁，故当清化痰浊，祛邪务尽，方可肃清咳喘。当然久喘，脾肾皆虚，亦无新邪，而作喘，法当摄纳固敛者，不在此例。

在清热之后，宋老总以调脾胃收尾。因为，宋老认为，无论外感，抑或饮食内伤，都会不同程度地伤及小儿的脾胃。脾胃为后天之本，一时一刻也不能忘记。这时，宋老的悦脾汤就成了主角而大显身手。

总之，宋老治疗小儿疾病，时时刻刻不忘调护脾胃；在治疗方法上，亦总以不伤脾胃，不失气血为原则。

# 十、坐诊解惑　会诊疑难

随着时间的推移，宋祚民的名气越来越大，不仅在出门诊时病人特别多，而且常有进修生及下级医师来学习。每当出诊日，诊室都被坐得满满的，都是来听宋老看病时结合病人情况讲课的。

宋老还经常被邀去外院或外地参加会诊，曾先后去过北医一院、北医三院、陆军总院、卫戍区医院、空军总院、天坛医院、朝阳医院、友谊医院、积水潭医院、铁路医院、人民医院、市儿童医院以及711医院、713医院、第一传染病医院及第二传染病医院和酒仙桥职工医院等处，还去过外地与本市郊区的一些医院进行会诊治疗或讨论病案。这些会诊和讨论，大都针对疑难病证、顽症或危急病证。

宋祚民常常说，在看病时认清、认准病证最重要，认得好，便能使某些不治之症神奇康复，诚如先师孔伯华所言："医之治病首先在于认证，将证认清，治则如同启锁，一推即开。"

1985年，北医三院收治一患儿王某，他出生刚50天，体重只有2000g，患小儿肺炎并发霉菌性肠炎，经多方抢救仍奄奄一息。宋祚民去会诊时，患儿在暖箱内输氧输液，骨瘦如柴，面黄如纸。医院和家长都认为希望不大。宋祚民看后也确感棘手，患儿太小，病势太重。于是提出先调养脾胃，固气止泻，保住后天之本，然后经过几次中药灌服，终于使其痊愈出院，这件事曾在医院内外引起一时轰动。

1988年初，患儿牟某来诊。家长诉：患儿每天抽搐、傻笑、两眼发直，语言严重障碍，两手毫无握力，吃饭不知饥饱，经一家市属医院脑神经科诊断为婴儿痉挛症，CT检查确定为脑萎缩。此病当今国内外尚无良好方法治疗，只能用些镇静药物，但多无疗效。宋祚民接诊这位小患者时，他不会站立，不会说话，双目呆视，手指冰冷。经慎重思考后宋祚民认为，此病应先镇肝息风、醒脑安神，佐以芳香通络，然后再调养脾胃、养血行瘀。所以用生石决明、白蒺藜、钩藤、僵蚕、生鳖甲、鸡血藤等十多味中草药调治。患儿服药几次后抽风次数减少，继而抽风停止。再继续服药一月后，能自己拿东西和短时间站立。再经过一段时间治疗，他开始能迈步走路，并咿呀学语，而后不但会叫爸爸妈妈，而且脑电图检查结果也表明，脑功能已恢复近于正常。此症中外医学界都无良方医治，能有此效果可算是一个奇迹了。

运用中医理法方药治疗现代疑难病，是中医药发展的一个重要课题。在多年临床实践过程中，宋祚民总结出一套完整的中医论治思路，如巨细胞病毒性脑病（每晚抽风，视力障碍），治以柔肝息风，开窍除痰；帕金森氏病（全身颤抖激烈，饮食困难），治以填补真阴，潜阳柔肝，镇肝息风，从痿痹论治；病毒性脑炎后遗症（神志不清，情绪激动，失眠烦躁），治以利清窍开痰浊，通脑络化瘀滞。久病必虚，无论采取什么方法，都离不开脾胃，总以调理脾胃、调补气血而贯穿其中，并殿后收尾。

## 十一、古人经验　继承创新

宋祚民在 20 世纪 90 年代初退休了，但仍然每周在北京中医医院出个门诊，有空余时间了，就看看书，研究研究中医的经典。

《黄帝内经》有云："有诸内必形诸外。"《黄帝内经》是两千多年前古代医家经验之集大成者，对疾病的发生发展、病因病理、诊断、治疗、预后，都有着极其准确的记述。

中医诊断疾病，讲四诊合参。四诊即指望、闻、问、切四个方面。四诊中又以望诊为首，尤其是儿科更是首重望诊。古人有"望而知之谓之神"之说。《黄帝内经》记载："凡治病，察其形气色泽，脉之盛衰，病之新故，乃治之，无后其时。"《黄帝内经》还云："赤色出两颧，大如拇指者，病虽小愈，必猝死。""黑色出于天庭，大如拇指，必不病而猝死。"从上述的几段文字可以看出古代医家对望神色形态是十分注重的。对于古人的这些论述，宋老也有一个认识与实践的过程。

1956 年宋祚民在积水潭医院儿科病房工作，当时麻疹肺炎流行，医生对麻疹未出而高热不退者，多用辛凉透疹法。疹出透后，肺部的细密啰音即消失，病情亦好转。如疹已出仍然高热不退者，经用清热解毒合清热养阴法，疹出齐而热退，肺部炎症易吸收。尚有并发肺炎、腮腺炎、肾炎的头面全身浮肿，经用普济消毒饮加减，服后头面肿消、疹点外透、腹肿见消、腹背疹点满布，及至下肢肿消、疹齐，肺炎、腮腺炎、肾炎亦愈。但有一个患儿的情况就有所不同，此患儿为 3 岁男孩，系因麻疹肺炎入院，宋祚民上午查房时，见其咳喘不剧，身热，体温 38.6℃，但精神较弱，两颧发赤，大如拇指，边界清楚。宋祚民见此情景，不由得想起在上学时，一次讲《黄帝内经》课，老师特别着重讲解《黄帝内经》中"赤色出两颧，大如拇指者，必猝死"的经文，反复强调这是患者病情不好的先兆症状。于是他急忙去找病房主任，委婉地问："您看那个小病孩病情是不是不好？"病房主任到病房检查患儿心肺后，问："你怎么看？"宋祚民说患儿两颧发赤，《黄帝内经》上说可能会猝死。病房主任听后说："哦，我看只是循环不好而已。"至下午二时余，护士突然呼叫医生看患儿，当时宋祚民与病房主任赶到病床前，只见患儿张口深呼吸几口后，头即向右侧倾斜，呼吸心跳停止，虽经全力抢救，其因呼吸循环衰竭而死亡。此病例给宋祚民留下的印象很深，内心十分钦佩古代医家对疾病预后判断的准确性。

20 世纪 60 年代初，宋祚民带领西医学习中医第一班实习时，一天上午开诊不久，在看完第一个病人后，一个坐在候诊椅子上的年龄约 50 岁的男患者，突然急惶惶走进诊室，其神色焦急，面色褐暗，两颧紫赤，扑向诊桌说："我心中好难受！"随即用头压两手肘伏于桌前，宋祚民马上按其脉，脉象消失，心脏停止跳动。他让实习医生抬起患者放在床上，进行心脏按压，人工呼吸，终抢救无效。他发现此患者两颧紫赤如手指大小，遂结合上次的案例，给实习医生讲解了《黄帝内经》中关于"赤色出两颧"的论述，以及自己的体会，并告诉他们，在今后的临床工作中，对这类的患者尤其要引起注意。

1977 年宋祚民在医院值班时，又遇到这样一例。这是一个 15 岁的男孩，身体瘦弱，嶙骨嶙峋，性情孤僻，其父母感情不和，他也不喜欢与同学交往。一天他下学回家，自觉胸闷憋气，晚饭后便和衣而卧，至深夜自觉呼吸困难，由其父送来急诊。宋祚民接诊后，见其面色苍黄，头汗淋漓，两颧红赤大如拇指，心中咯噔一下，心想：此征兆不好。诊其脉：细促结代，又查心电图：节律不齐，伴室上早搏，Q 波短小。他认为，脉细、促、结、代为心气心阴欲脱之象，应急予独参汤，徐徐频饮，患者服后胸闷憋气见缓，头汗减少，神情稍安，症状缓解。本应住院治疗，因无床只能暂时回家服药。宋祚民不放心此患者，反复叮嘱其父，要密切注意孩子的病情变化。患者回家后，病情日见好转。宋祚民听说后，想：看来病虽见"赤色出两颧"，但只要治疗及时，也未必猝死。谁知这个孩子后来因期末考试，复习繁忙，复觉胸闷气短，时时太息，其父为他换方取药一次。后听其父说考完试后，仍时时太息，夜寐说梦话。一日夜梦中突然大声疾呼"唉呦、唉呦"两声，其父以为说梦话，未予理会。第二天早上，未见孩子起床，遂到床前去叫，见其俯卧，头顶床枕，紧握双拳，指甲青紫，四肢发凉，牙咬口唇，呼吸早已停止，未及救治。宋祚民听说后，心中很不是滋味，于是开始查找相关资料，并仔细分析此患儿的病情变化及用药好转等方面的细节，以及以前那几个病例的情况，认为：此病虽疑难，但也未必就不能救治。

1999 年 10 月，11 岁的李姓男孩来到北京中医医院请宋祚民诊病。家长诉：孩子前两天高热，现仍有低热、口干渴、无汗、胸闷憋气、心烦、周身酸痛、面红、两颧部位色红更加明显，大如拇指，与周围皮肤界限分明。舌绛红苔白，少津液，脉沉细结代。宋祚民看其有两颧红赤，十分重视，反复认真地听心脏：心率 120 次/分钟，早搏 7 次/分钟，有二联律、三联律、四联律，心尖部可闻分裂音。急查心电图：心律不齐，电轴左偏，P－R 间期缩短，$V_4$、$V_5$ ST 段下移 30.05mm。患儿昨日在外院查心肌酶 CPK 316U/L、LDH 198U/L、GOT 24.3U/L。被诊断为急性心肌炎。因不愿住院，来找宋祚民看中医。宋祚民分析后认为，此患儿虽有两颧红赤大如拇指，但属中医的外感时邪，热入心营。当即给他服用"辛凉疏达、清营宁心"的中药：鲜芦、茅根，菊花，板蓝根，金银花，连翘，金银藤，元参，丹参，北沙参，麦冬，五味子，丹皮，生地黄，莲子心，薤白等。嘱家长，给小儿服药，每日 1 剂，少量多次，频频予之。密切观察孩子的病情

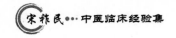

变化，视病情及时就诊。

患儿共服药 14 剂，当服到第 4 剂时，面色已正常，两颧红赤消失，心慌、气短、乏力等症状明显减轻，又服药 10 剂，原有症状全部消失，心率 76 次/分钟。心电图显示：窦性心率，电轴左偏，心肌酶亦正常。宋祚民不放心，时不时就打电话问一下，追访一年多，小儿一切正常。

经历了这几个病例，宋祚民认为，如今医学正在飞速发展，各种诊断技术层出不穷，已经大不同于古代。对于"赤色出两颧，大如拇指者"，只要治疗及时，还是可以不死的。《黄帝内经》中说："赤色为心所主，赤色为热。"也就是说，赤色与心脏之间存在着一定的联系，最后这个病例充分证明了这一点。通过这一病例的各项"现代化"检查，可以充分地证明"赤色出两颧，大如拇指"的症状与急性心肌炎之间存在着密切联系。因此，当患者有"赤色出两颧，大如拇指"的症状时，应当注意密切监护，如出现病情变化，就要及时抢救，方可能挽救患者的生命。

《黄帝内经》中除有"赤色出两颧，大如拇指者，病虽小愈，必猝死"的记载以外，其经文中还有："黑色出于天庭，大如拇指，必不病而猝死"的记述。宋祚民在临床中曾遇到过这样一例。

2000 年 6 月的一天上午，宋祚民正在出门诊。一约 30 来岁的男性患者因腹胀、浮肿、呃逆、干呕不思食等，经人介绍来向他求治。该患者自 1995 年 5 月曾因呕吐、不能食住院。经化验肝功不正常，澳抗阳性，被诊为乙型肝炎。经用核糖核酸、肝炎灵治疗 3 个月，肝功正常而出院。1996 年 11 月复出现不能食、呕吐等症住院。经查肝功不正常，肝炎复发。又治疗 1 月余，肝功未正常即带药回家，

宋祚民细问近况：患者两天前高热 40℃，经用西药已退，现自觉脘腹胀满、下肢浮肿，时觉两胁胀串作痛、忽左忽右移动，左侧为甚，时时呃逆不能自控，干呕不思食，大便 1 日 1~2 次，尿少黄赤灼痛，双目干涩，视物模糊，日落黄昏后加重。宋祚民看患者消瘦病容，面色褐暗失泽，天庭部呈现大如拇指的黑色瘀斑，其界限清楚，他用手压之，未见褪色，唇亦暗紫，但爪甲发白，舌尖边红、苔薄黄，舌体略胖大，两寸脉大，关尺脉沉弱。患者胃脘部高凸，腹大如瓮，有蜘蛛痣、肝掌，量腹围 93cm，腹部青筋暴露，按之疼痛，少腹胀满，双下肢浮肿凹陷没指，有散在紫癜。

宋祚民看后认为，此患者病在肝肾两脏，脏真受损，中焦壅阻，升降失调，脉道不利。天庭部出现的大如拇指的黑色瘀斑，按照《黄帝内经》所说，预示着该患者病情严重，预后不良。他经过反复考虑，斟酌再三，决定先治标除邪，疏肝理气，软坚散结，化瘀通络，消胀行水。因其病源在肝，而肝以疏达为本，所以疏肝理气，调其中焦壅胀，以使升降之机畅行，

等患者的病情有所缓解再软坚化结，和胃降逆止呕，理气消胀。他选用生牡蛎、鳖甲先煎，旋复花包煎，汉三七粉冲服，再选王不留行、柴胡、川楝子、延胡索、地肤子、大腹皮、路路通、泽兰叶、代赭石、竹茹、佛手、苏叶、黄连等，以水煎服，再加西黄丸与汤剂同服，另取竹茹煎汤代水饮。

服药后第二天患者已不呃逆，服7剂后思食知饥，大便日行5～6次，泻后自觉舒畅，腹胀见消，腹围减至88cm，尿仍少，两胁左右串痛减轻，时有肠鸣辘辘，黄昏视盲减少。宋祚民看其面色已显光泽，天庭黑色已褪，但仍可见隐隐的大如拇指的边缘痕迹，腿仍肿可凹，症情见缓。再拟理气消胀利尿之法。患者服药后面显黄色略有光泽（已不黑晦），天庭黑色大如拇指隐边皆褪，前额黄略鲜明。精神见好，脘腹已不高凸。平卧可见胸骨剑突。胁略有串痛，脘腹胀满自觉见轻，腹围87cm，纳食见增，日进三餐，食后不觉撑胀。大便日3～4次，成形。腿肿仍凹，但已不没指。

宋祚民认为此乃邪气渐退的征兆，此时应该乘胜追击，扶正祛邪，进而健脾益气、化瘀利水，以期取得全效。调整中药，以水煎服。服药1月后，复查肝功正常，原有症状全部消失。此患者的治愈，让宋祚民十分高兴，吩咐弟子几次去追访，看看此病人身体情况如何，并叮嘱：一旦出现不适症状，及时就诊。

　　宋祚民总结这个病例，对弟子们讲学时，说道：如按医理，此病例有呃逆不能食、胃气绝之征，黄昏视盲有阴气绝之象，结合《黄帝内经》的"黑色出于天庭，大如拇指，必不病而猝死"之论，则症确属危候，尤其按现时诊其肝缩小、血脉不畅、瘀阻，致使门静脉高压，随时有大出血可能，如救治不及时，将导致随血脱而殁。故经云：黑色出于天庭，必不病而猝死。此水乘火位、生气将息之兆，证情危重。济生之心，人皆有之，挽于万一。故以软坚化结行瘀，兼和胃降逆止呕、理气消胀为治疗大法。患者服药后症情好转，呃逆已止，思进饮食，胃中生机已动，清气渐升。大便泻而后畅，浊邪下降，中焦脾胃运转。血脉见顺而不上涌，知其出血现已稍安。阴气未竭，黄昏可视识，此邪去而正未衰败。因之再拟理气消胀利尿之法。再服后，面略有光泽，天庭黑色大如拇指隐边皆褪，诸症皆减，改以扶正祛邪、健脾理气消胀、化瘀通达利水，使其肝功能恢复，故收效。宋祚民认为，此病人所患无论蛊胀，还是黑色出于天庭、大如拇指，皆为古之绝症，九死一生。所幸遇到病人后认证准确，用药果断、及时，还是能将病人从黄泉路上抢救回来。因此，即使是"黑色出于天庭"的病人，只要抢救、治疗及时得法，也未必都会猝死。

　　中医学向来重视望诊，故有"望而知之谓之神"之语，及"有诸内而形诸外"之说。但现在的中医临

59

床实践中，望诊却没有得到应有的重视。宋祚民认为，现在许多人过多地依赖问诊及现代诊断仪器，而古人在没有现代诊断仪器的情况下能准确地诊断出心脏疾病，并对其预后做出"必猝死"的判断，实在令人赞叹。

## 十二、教学相长　授业传道

作为一个医务人员，临床医疗只是其工作的一部分，自己的继续教育，以及对下级医师的教学则是必不可少的另一部分。回顾宋老的前半生，他既是一名高超的医疗能手，也是一名循循善诱的教学师长。但他也经历了一个成长的过程。

1958年宋祚民进入北京中医学校师资研究班进修学习，第二年又被选派到卫生部举办的南京中医学院温病师资班学习，结业后正式调入北京中医医院中医学校任教员，开始了近十年的教师生涯。

中医学校主要是招收中医进修班，宋祚民讲授的课程有《温病学》《中医诊断学》等，还要带学员临床实习。其中有北京市西医学习中医进修班第一、二期的80多名医疗骨干，他为学员讲授中医基础与临床，这批西学中班的学员后来许多人都成为中医界的名家。西医学习中医班除了上课学习外，还要分批到中医医院临床实习，如到北京中医医院来学习的北京医学院（现北京大学医学部）一附院的儿科专家、曾留学美国的秦振庭教授、北京儿童医院胡亚美院士、原中苏友好医院（现北京友谊医院）的祝寿河院长、儿科研究所方鹤松教授等。他们分批来北京中医医院门诊，宋祚民作为带教老师，带领他们进行中医临床实习。宋祚民的医疗技术以及医德、医风，给这些人留下了深刻的印象。

宋祚民初到学校时，每天站在讲台上，看到下面的学生年龄与自己差不了几岁，甚至有些进修生比自己还大几岁，心中不免有些紧张，尤其害怕学员提问题，总担心答不上来，下不了台。于是，他每天抓紧一切时间读书，尤其是在上课的前一天，一定要把第二天的课反复看几遍，把与之相关的内容找到，搞懂、搞清楚。俗话说：老师给学生一杯水，自己就要预备一桶水。中医是中国传统文化的一部分，中医内容中有许多的字，已经不常用，或者已经不是原来的意思，就要结合文中意义来讲解，这就需要深厚的古文功底。现在，中医药大学中专有一门课叫医古文，是学生的必修课。幸好，宋祚民上过十年的私塾，对中国的传统文化有相当的基础，查书找资料，并不太吃力。宋祚民又跑新华书店，买来相关的字典、词典、大辞典等工具书，放在手边，随时查阅，把这些资料写进教案，或放在教科书的旁边，讲课时随时可用。

宋祚民最先讲的是《中医基础学》《温病学》。对于初学者而言，中医基础比较难懂，而且枯燥。他也觉得不好讲，怎么才能讲好课呢？他回忆起自己在国医学院当学生时，老师讲课的情景，他们讲课我们为什么爱听？他受到启发，眼前豁然开朗，于是马上行动，把行医十来年遇到的病例写成小卡片，并把它们分门别类用曲别针别在一起，备课时，抽出来夹在教科书里，讲课时随时用。如此一来，非常受学员的欢迎。学员不仅听课有兴趣，而且都非常认真地记笔记。下课后，宋祚民常常被学员围住，请老师解答问题。因为都是一些临床的问题，他回答自如，早把刚开始时害怕学员提问题的心理负担抛到脑后了。就这样，他很快就成了受学员欢迎的教师。

20世纪60年代初期，中医学校主要是招收中医进修班，学员比较少，所以，教师不仅要讲课，还要负责带这些学员到医院实习。在实习时，宋祚民结合见到的病人，讲中医的辨证论治，因地、因时、因患者的情况施教，学员感到收获非常大。到了1966年，学校不招学生了，学校根据教师讲课的专业特长将其分配到医院各科室，宋祚民被分配到北京中医医院儿科，从事中医临床、教学工作。

在北京中医医院工作的二十多年间，他除了每日出门诊给小儿看病外，还为北京市郊区、县中医脱产进修班讲授《中医诊断学》；为北京市名老中医著作研究班讲授温病课；为中华医学会北京分会主办的儿科进修提高班讲授临床课；为北京中医医院举办的多届中医进修班讲授儿科及温病学课等；还受聘为北京第二医学院先后六个班的学生系统地讲授《中医学概论》；除此之外，他还曾多次应邀去吉林、辽宁、内蒙古、山西、河北、河南、安徽等地讲学。

宋祚民通过讲课，不仅传授了自己的经验教训，总结了自己的心得体会，而且博涉了同辈的某些成就，无形中增长了自己的知识，从而充实了临床操作的内容，有利于帮助自己进行中医科研工作，这正是临床、教学、科研"三结合"的理想办法。几年来，宋祚民从"三结合"中似乎尝到了某些甜头，深悟到，没有教学（理论）和临床（实践）经验，进行科研往往困难甚大，乃至一事无成。

宋祚民发现一些小儿常见疾病，如发热、腹泻等，如今有的竟成了疑难病，过去治疗时大多是药到病除，而今却是久治不愈，甚至药量增加到几乎与成年人无异，仍收效甚微。宋祚民认为这主要是人体逐步产生了抗药性的结果。于是宋祚民与科内同道一起，针对新情况、新问题，进行研究，合作研制、改进了一些药剂，如小儿平热散，止泻散，厌食剂，悦脾散，心肌炎Ⅰ、Ⅱ、Ⅲ号，治疗血液病的生血糖浆，育血Ⅰ、Ⅱ号等。这些品种在过去我国传统的中药成药中大都没有，经临床使用后效果满意，有的还被列入《药典》投入生产。其中育血Ⅰ、Ⅱ号在《小儿血液病》杂志刊登以后，引起了专家们的广泛关注，患者使用后普遍反映效果良好。止泻散在中华全国中医儿科学会展览后，一些老专家们甚是关注，各地广泛采用后，大都认为效果满意。厌食剂研制出后，宋祚民自己临床应用 1000 余例，患儿家长纷纷来信反映效果显著。这些研究成果从某种意义上填补了我国儿科中成药的部分空白。为研制这些新成药，宋祚民翻阅了不少医籍，并根据当今儿童的体质特点、生活习性、饮食结构等诸多情况，结合自己的临床观察与摸索，反复进行试验，才取得如今的结果。此外宋祚民十分注意总结自己的临床经验，发表论文数十篇，如《中西医结合治疗小儿白血病方案的探讨》发表在 1983 年 1 月《山东医学》杂志，《血液病治疗撮要》发表在 1986 年 3 月《北京中医》杂志，《小儿心肌炎的辨证论治》发表在 1985 年 3 月《辽宁中医》杂志，以及《风湿性心脏病心房颤动伴雷诺综合征》发表在 1987 年 3 月《北京中医》杂志等等。这些专论多从较新或全新的角度，探讨并阐述了中药治疗血液病、心脏病的心得体会，尽管它是初步的，抑或说是不很成熟的，但这是对中医事业的一点贡献，也是对中医后来者的一点帮助。每每想起这些，宋祚民都感到十分欣慰。

宋祚民在教学中杏林春满，桃李天下，许多医院都有他的学生。他还收了一些中医传承的徒弟，收的第一个徒弟叫吴普增。当时正值 20 世纪 60 年代初期，密云地区闹乙脑，病人的死亡率很高，惊动了市政府。

北京市卫生局从市里抽调了一中一西两个医生到密云指导治疗工作，这个中医大夫就是宋祚民，而吴普增是密云县医院的中医大夫。县里指派吴普增跟随宋祚民左右，照顾他的生活。吴普增人非常老实，每天跟在宋祚民身后，查房、治疗，有时还要提着小药箱下村入户，为村民巡诊。吴普增拿个小本在宋祚民身旁边走边记，不知不觉跟宋祚民学了不少治病的经验。每当回到住处，吴普增给老师打水洗脸、打饭、铺床等，勤快而麻利。宋祚民十分喜爱这个年轻人，抽空就给他讲小课，还把吴普增介绍到中医进修学校学习，使吴普增获益匪浅。就这样当吴普增提出要拜宋祚民为师时，宋祚民毫不犹豫地一口答应下来。宋祚民回到学校把收徒的事情向校长做了汇报，得到了单位领导的肯定和支持。于是吴普增就经常到老师的学校听课，并通过宋祚民老师认识了学校的许多老师，学到了许多中医理论与治病经验，为后来成为密云县医院中医科主任、密云当地的一方名医打下了深厚的基础。

宋祚民共有五个子女，只有长女宋文芳继承父业，在北京中医界小有名气，2004 年后到马来西亚行医数年，声名鹊起，很受当地华人欢迎。次女宋文琪虽然也在医学界，但干的是西医检验，另有三子皆在其他行业，可喜的是长孙女宋瑾从小在爷爷身旁，耳濡目染，立志中医，2004 年北京中医药大学毕业后，在北京中医医院从住院医生做起，一步一个脚印，为接爷爷的班在做大量的积累，其前途无量。

1989 年，北京开展老中医经验继承工作，宋祚民作为指导老师收长女、鼓楼中医院大夫宋文芳，以及北京中医医院大夫李建为徒，指导学习三年后，宋祚民师徒组荣获北京老中医经验继承工作三等奖。1998年，在北京京城名医馆拜师会上，宋祚民收北京东城区鼓楼中医院儿科韩谨医师为徒，学习三年。2003 年宋祚民入选全国 500 名老中医药专家，参加第三批全国老中医药专家学术经验继承工作，李建作为国家级的徒弟、宋文芳作为市级的徒弟入选，继续跟宋祚民老师学习三年，结业时，宋祚民老师荣获优秀带教老师，此次仅有六名学员获得优秀学员的称号，李建是其中之一，取得这样的成绩，宋祚民非常高兴。

李建回忆说："1983 年我来到北京中医医院，宋老是当时的儿科主任，他把我们领到科里，详细地介绍了中医的现状，鼓励我们努力学习，接好班，争取成为新一代的中医。人都说：老中医的经验，密不可传，但宋老却毫无保留地把自己的一些经验方告诉我们，给我留下深刻的印象。后来，国家中医药管理局开展名老中医经验继承，我作为北京市的徒弟和全国的徒弟两次拜宋老为师，跟师学习六年。此后在宋老来出门诊时，仍然给老师抄方学习。"宋老常对李建说："你都正主任医师了，工作忙，门诊多，就不用来了。"李建说："在您面前，我永远是学生，我要跟到老学到老。"

宋老年至耄耋，今年已经 90 岁了，患有高血压、冠心病、前列腺肥大等疾病，并且幼年患骨结核致左膝关节强直、融合、不能弯曲，行走十分不便。2006 年宋老更是突患肾结石，尿血、腰痛，十分严重。宋老在病情稍有好转的情况下，即开始在宋老病房中为学生讲课。宋老不止一次地说："我虽然住院了，但是继承工作不能停，我年纪大了，我要在我的有生之年，把我看病经验传下去，为弘扬祖国医学尽自己最大的力量。"病房的医生护士都十分感动。

宋祚民老师带徒授课，不缺勤，不请假，牺牲了大量的个人时间，写笔记，认真备课，在每周三个半天门诊看病时，随时传授外，还另找时间，起小灶，将其毕生的经验无保留地传授给学生。

宋老给我们讲课时，人多上大课，人少讲小课。每次讲课前，宋老都要备课，尤其是近几年，他老人家记忆力不如从前了，想起来要讲什么，怕忘记就在平时常待的地方准备几份笔纸，以便随时记下来，后来，又让一个徒弟去买来小录音机，放在身边，以录下讲课的内容。师娘曾给我讲过这样一件事：一次夜里，师娘被嘟嘟囔囔的说话声惊醒了，一看屋里很黑，是宋老在说什么，心里说：老头子从来不说梦话呀，这是怎么啦？拉开灯一看，才知道是宋老对着录音机说话呢，原来，宋老夜里突然想起一件要讲课的事，怕起床忘记了，又怕开灯惊醒了老伴，就摸黑开开录音机，小声地说起来，没想到还是吵醒了老伴。

宋老常说："给你们讲课，也是我自己在复习过去学过的典籍，总结我的看病经验，对自己也是一个促进。"其实，宋老给我们讲课，总是结合临床，讲出新的东西，讲出自己的体会，从不保留，可谓呕心沥血，一切为了我们的成长，为了中医事业能够后继有人，为了中医能够发扬光大。

2004 年 11 月，在前门东侧的钓鱼台国宾馆内，由北京中医药学会与炎黄国医馆联合主办了"宋祚民行医六十周年"纪念大会，同时，举行了收徒仪式，徒弟吴普增、宋文芳、李建、张维广先行拜谢师恩，新收徒弟宋瑾、叶明、杨景海、贾少林、李辛、叶茂茂鞠躬、献花，行入门拜师礼，老师赠书认徒。国家中医药管理局、北京市中医药管理局、北京中医药学会的领导前来祝贺。孔伯华的三公子孔嗣伯前来祝贺，并送上"师承孔门，哑科独步"的贺词，国家中医药管理局原局长胡熙明亲笔题写"国医名师、杏林楷模"的贺词，与会人员二百余人，场面热烈而隆重，会后相关媒体做了大量报道，引起同道的广泛关注。

宋祚民行医六十多年获得很多荣誉，早在 1984 年，他被评为北京市科协积极分子，受到表彰。1986 年，他获北京市卫生局颁发的"从事中医工作三十年"荣誉证书，1988 年获中国中西医结合研究会颁发的"培养中西医结合人才贡献"荣誉证书，1990 年获中国中医药文化博览会授予的百名专家荣誉证书，1995 年获北京市中医药管理局颁发的"北京市老中医工作中作出突出贡献"荣誉证书，2000年荣获北京中医药学会颁发的建会五十周年"中医药工作贡献奖"奖杯，2003 年获首都医科大学颁发的"从事中医教育工作三十年"荣誉证书，2008 年被评为全国第三批老中医药专家学术经验继承工作优秀带教老师。

## 十三、养生保健　益寿延年

宋祚民如今已九十岁高龄，仍精神矍铄，每周数日出门诊，坚持为病人服务，使许多晚辈医生赞叹不已。

宋祚民的健康高寿与其在精神上的无欲无求有很大关系。他一次给徒弟们讲课，谈到养生时说：祖国医学十分注重养生，在古典医籍中，讲养生的书或书中的篇目，可以说浩如烟海，俯拾即是。比如《黄帝内经》是现存中医最经典的著作。在这部书中，讲养生的篇目超过了讲治疗的篇目，尤其是开篇《上古天真论》中提出："虚邪贼风，避之有时，恬淡虚无，真气从之，精神内守，病安从来。"以及"食饮有节，起居有常，不妄作劳"。这里涉及饮食、运动、起居、自我保护等许多内容。宋祚民认为，养生应包括两方面的内容：精神养生和身体养生。

精神养生，强调的是一种精神、一种状态。它不同于现代心理学的心理调节、情绪调节。心理调节和情绪调节是个人有意识、有目的地调整自己的情绪、认知，通过调整来控制自我意识。而中医的精神养生，强调的是恬淡虚无，这是一种减弱自我意识、无欲无求、安然内观的状态，简单讲就是无我、忘我。在这种状态下，人的生命活动才是最自然、最健康的。只有在这种状态下，"精神"才能"内守"，"真气"才能"从之"。怎么做才能达到无我、忘我？宋祚民认为，作为一个人要做到这一点，必须要学会放弃，"不以物喜，不以己悲"，顺其自然。在当代的社会里，人们做不到的恰恰是这一点，物欲、官欲、金钱欲、口欲、肉欲、拥有欲、贪婪、嫉妒、妄自尊大等等，无一不在紧紧地吸引着人们，怎么能做到恬淡虚无，精神内守？所以，要做到精神养生，就要克服欲念，忘掉自我。宋祚民在1949年中华人民共和国成立前，为解放军战士、十四区区政府和北郊公安分局的工作人员及家属，还有关押的犯人看病，为此公安分局每月给他一定的报酬，被北郊十四区区政府指定为卫生委员会委员。按理说有此经历，当视为参加革命工作，应享受离休待遇，只是由于与当时的证明人失去联系，阴差阳错，就按退休办理了手续，如今，已经十几年过去了，宋祚民常常对徒弟们说："我现在不是挺好吗，离休、退休都是回家养老，只不过离休多拿点钱，我现在每月退休金几千元，吃不了、花不完，要那么多的钱我也带不走，只要身体健康，多看一看祖国的变化，看着你们都成长起来，咱们中医事业后继有人，我就心满意足了。"

宋祚民常说："我已经 80 岁多了，从事中医事业 60 多年，早年为生活而学医，中年为能够治好一个个病人而高兴，晚年回忆起那些经我手治愈的病人幸福的面庞，为能够帮助他们解除疾病的痛苦而快乐，并且，我现在仍然能够为他们做一些事情，我感到十分快乐。如果说我还有什么要求，那就是能够在有生之年，多为周围的老百姓做点事情。"

现在人们谈论的养生，主要是身体养生，通过调节人们的饮食、起居、情绪、运动，来强化人们的健康状况以达到长寿的目的，实际上它还是一种自我保护的措施。

宋祚民的长寿之道，与家庭幸福有很大关系。他有五个子女，只有长女宋文芳继承父业，在北京中医界小有名气，2004 年后到马来西亚行医数年，声名鹊起，很受当地华人欢迎。次女宋文琪 1981 年毕业于北京卫生学校，到北京市儿童医院检验中心从事医学检验工作。她在工作中，刻苦努力，追求进步，在职研读，现已取得硕士学位，并获得主任技师职称。另有三子皆在其他行业工作，可喜的是长孙女宋瑾从小在爷爷身旁，耳濡目染，立志中医，2004 年北京中医药大学毕业后，在首都医科大学附属北京中医医院从住院医生做起，一步一个脚印，为接爷爷的班在做大量的积累。

现在大家都认识到，要健康，必须从口做起，宋祚民很早就认识到这点。他每日的饮食以清淡、素食为主，少吃肉，偶尔饮少许酒，口味偏淡，不食辛辣。平日做到一好一饱一少：早晨吃好，因为上午常要出门诊，所以，一定要吃好，一般喝一小碗牛奶或米粥，吃鸡蛋一个，馒头或点心一块；中午吃饱，中午是正餐，有菜有主食，多吃蔬菜少吃肉，喜吃面食，粗细粮搭配；晚饭吃少，为避免出现胃不和则卧不安，他常常只喝粥，很少吃主食。遇喜庆之时，才微饮半两白酒，从未见过他豪饮。

早睡早起是宋祚民多年养成的习惯，每日午饭后，也有睡午觉的习惯。宋祚民十分重视"子午觉"。所谓"子午觉"，是古人的一种说法。子，指子时（夜间十一点至一点）；午，指午时（白天十一点至一点）。古人认为，这个时间是阴阳盛衰之时，人应该入静，以适应自然界的这个变化。尤其是子时入静，更为重要，所以熬夜对身体损害较大。年轻时，他也曾经熬夜读书学习，后来发现熬夜后，身体常常出现不适症状。他逐渐认识到这个问题，就改变了不良习性，养成了睡"子午觉"习惯，并且他每天还做揉腹按摩，自称"卧榻静功"。一般在每日睡前做，当身体不适时，就在睡醒后晨起前增加一次。他认为，做揉腹按摩是以腑养脏，有助于胃肠的消化功能，亦有助于睡眠以及疲劳的恢复。

唐代孙思邈曾提出：流水不腐，户枢不蠹。说明在工作之余还需进行必要的运动，如太极拳、体操等，才有利于健康。锻炼不能一时兴起，采取要么不练，要么拼命练的方法。锻炼时，应该每天拿出一点时间，坚持不懈，细水长流，同时注意活动量还要强弱适度，保持身心放松，不可把锻炼当成任务而急于完成，那反而会适得其反。

宋祚民日常没有什么爱好，但是十分重视晨练。老年人一般多有腰疼、腿疼、行走不便。他身体不好，每日出门诊，一坐就是半天，下肢活动较少，所以，在晨练时，多做抬腿、踢腿、转膝、弯腰等运动，他称之为自纂"腰腿动功"。一般每次做半小时左右，以达到运转周身血脉、疏通经络、强筋壮骨的目的。晨练后，他还常常要做些力所能及的家务，如扫扫地、洗洗衣服。他奉行朱熹的格言"黎明即起，洒扫庭除"，既活动手脚、身体，也为家里做点事情，更重要的是还可协调家庭人际关系，何乐而不为？

宋祚民说："人能够长寿，最重要的是心态。"俗话说"生不带来，死不带去"，说的就是在物质享受方面，不可过分地要求。因为生活攀比是无穷无尽的，"知足者常乐"。当不能满足时，就会自生烦恼，人的正常生理活动就要受影响，损害健康，更能催人衰老。其中，情绪不稳定是非常重要的因素。人生世上要为人类做些有益的事，也就心安理得了。"不为良相即为良医"，是人生的一大抱负，"医生"是一个崇高的职业，作为医生应把帮助他人增进健康作为目的，由此而产生自我快乐，作为医生应以治病救人为己任。当一个人能够做到"忘我"，当一个人把能帮助别人做点事情当作一种快乐，那么，他一定能够长寿。

宋祚民日前曾言："若不欣逢盛世，我未必能有所成就。如今虽然'鬓衰头似雪'，但尚有雄心志，还要'老骥耻伏枥，紧傍千里驹'，再为后人做点贡献。"

# 附录

## （一）宋祚民的锻炼方法——腰腿动功

准备姿势：身体直立，两脚分开与肩宽，两手叉腰，两眼平视前方。

1. 抬脚运动　右脚向上提起 8～16 次，然后左脚提起 8～16 次，每次提脚时先吸气，当落脚时呼出，皆要匀缓不出声。

2. 旋转膝　上体前屈，双手同时扶膝，两膝弯曲，同时按顺时针自右向左旋转 8～16 次，再自左向右旋转同样的次数。

3. 踢蹬运动　两脚交替向前踢脚各 16 次，踢时脚趾下抠，落脚时放平。

4. 踢腿运动　两腿交替向上，高踢腿各 16 次。

5. 提腿运动　先抬右腿 8～16 次，后抬左腿 8～16 次。

6. 屈腰运动　两手指交叉，手掌向前缓慢屈腰，手向脚部下伸，以挨脚为度，8～16 次。

以上运动初做时，要适度，不要勉强，日久则能自如。

## （二）宋祚民的锻炼方法——卧榻静功

准备：洗漱完毕，平卧榻上，全身放松。

1. 以左手心按在腹部任脉的关元穴（脐下三寸，约四横指），右手叠于左手背上，向左旋转，做圆周按揉运动，做 64 圈。然后改右手按在关元穴，左手叠于右手背上，向右旋转，做圆周按揉运动，亦为 64 圈。

2. 仍以左手心在下，右手叠于左手背上，自胸部任脉的上脘穴（脐上五寸，约在胸口窝下方），经过中脘穴、下脘穴、神阙穴、气海穴，至关元穴，做 64 次向下推按运动。

推按揉摩时，用力宜轻柔，将力透于皮肤之下，又不可用力太大。

（李建）

# 第二章 先生医论篇

## 血液病证治撮要

北京中医医院儿科 宋祚民

血液病的患儿，有些人从外形质态就可看出，其临床表现多为面额青筋暴露，皮薄肉嫩，面白唇红，形消体弱，声音尖薄，纳食不多，活动时汗出，夜中盗汗较多，甚至卧具皆湿，不欲多眠，不喜午睡，好动不静，舌多红嫩少苔，脉多细弱。其出血大多由于血脉脆弱所致。由于气机上逆，血塞络脉。常见眼睑周围有鲜红小出血点。由于血随气行，气溢于表，血渗络外，常见皮出血斑。除此之外，尚有因抓搔皮肤之后，而见划痕红迹出而不退，或密集小血点及因外部挤压碰撞，而见青癍紫片。

血脉脆弱除见上述征象之外，在查取耳血时，多不即刻凝止，而且量多血稀，尤其血小板减小时，常属多见。知此亦可预料血小板减少之证。当然所指非血友病，因其出血时间更长，不可轻易检查出血。

在门诊治疗血液病有其局限性，一般多单纯服用中药。除白血病少见外，常见的有再生障碍性贫血、血小板减少性紫癜，包括过敏性紫癜、血小板功能衰弱及少量的血小板增多症、血友病等。病虽不同，其出血症状皆相近，可见出血斑、鼻衄、齿衄，甚或溺血便血、咯血、大吐血、内脏出血、脑出血等，中医称之为大衄。究其治法则各异，其预后亦各不相同。

## 一、血小板减少性紫癜

该病常见的有阴虚血热及阴虚血弱两型，若从斑色论治，以鲜红为血热，治宜清热凉血；紫红为血热夹瘀，治宜凉血化瘀；淡红多虚，治宜养血益气；黄瘀为血聚，治宜养血散血；青瘀大片为血凝，治宜养血兼温化；要之皆需濡养血络。但总体为虚证，其病本质气阴不足，以顾护气阴为主，故很少用破血化瘀之法，化瘀也多在补养之中通血络，如鸡血藤、赤芍之类。斑色鲜红，阴虚血热可用育阴凉血之剂，如犀角地黄汤；斑色紫暗或紫淡，阴虚血弱可用育阴养血之药，如黄精、白芍、山药、女贞子、桑葚等味。消斑在有热时用紫草、茜草、青黛以凉血化斑，辛温燥烈之品少用，如当归之类，因其温则行，辛则散，易促血外溢。要之阴虚血热不宜助热，治法虽然应该凉血清热，但用药过凉又易损脾胃，而见腹痛便溏，因此用药须凉而不凝，温而不烈，养摄气血为治。

就其斑色治之难易来谈，斑色鲜红用育阴清热凉血止血，则斑易于消退，较青瘀或成片者尚为好治；青瘀大片，斑虽不多，但消之较难，唐容川主张温通：采用桂枝温经通络，可伍以生地。此法对面肤红褐、体胖之儿尚可一用，对血脉脆弱、阴虚血热之体则欠妥，治当以养血化瘀，略佐温化通络为佳。

## 二、血小板功能低下（无力症）

患儿血小板数量不少，但其功能低下，表现无力，因此同样可以出现紫斑，治疗宜于补气养血。因其表现的症状，很少有血热征象，其斑色也大多淡红，有脾胃消化功能减弱时，应健脾养胃，以资生血之源。益气宜用红参。气足则能摄血，除有出血鼻衄者外，选用清热凉血之药较少。健脾养胃之药可用莲子肉、生山药、黄精等味，由于服药时间略长，可加助消化或醒脾药，如鸡内金、佛手少许，当归为必用之药，即或有些热象亦可伍以生地而用。

## 三、血小板增多症

血小板正常值一般为 25 万左右。血小板增多症可见 35 万~70 万，其临床表现多见鼻衄每月数次，或次数少而量多，多见血热偏盛，或燥热之象。治法宜清热凉血润燥，如鲜茅根、细生地、丹皮、花粉、生白芍、大小蓟、藕节等药。对于温补药较为少用，因补气则有助火化燥之嫌，补血有壅热之弊，可在清中佐以化瘀，如红花、赤芍，但量不宜大。在实热的情况下，可采用苦寒直折泻热之药，如炒栀子，用炭则清中有止，这是不同于以上的治法。

## 四、过敏性紫癜

过敏性紫癜起源不同，病因亦异，临床常见于学龄前后的儿童，大多与饮食和居住环境有关，或敏感体质，从中医辨治来看，多因内蕴湿热，外受风袭，或因食肥甘鱼腥，兼食生冷过量，致使肠胃蕴湿化热，再遇风寒湿浴，以致脾胃中气失和，升降受阻，营卫表里失调，血络肌表失固，或感时疫，内侵血络，外发紫斑。所出紫斑，多见于腿胫或四肢下段，甚或过于肘膝至臀，大小斑点甚至凸于皮肤，状似葡萄，类葡萄疫，或兼见蓓蕾片状如云，或见疹，大多作痒，并常见腹痛，表现风湿血热征象。治法以祛风化湿、清热解毒，总以除邪为主，化瘀通络亦不可少。其要在于祛湿热之毒，兼疏风（脱敏）、凉血。如疏风之防风，祛风湿达络之防己，解毒祛风之地肤子、蛇床子、白鲜皮之类；清热如黄柏、连翘、败酱草、苦参、槐米等。紫背浮萍、凌霄花、赤芍、丹皮等清热凉血化湿之药。湿重者土茯苓、生薏米、苍术亦可选用，柴胡可疏达肌表，乌梅、地龙可化湿脱敏，其要在于

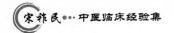

祛邪，防止深入血分，注于下焦而为肾病。

## 五、血友病

患血友病的小儿，自己不知其病之害，常因嬉戏玩耍，活动量较大，而皮下软组织间渗血作瘀，因此四肢关节、腕踝肿痛，红紫青瘀，影响肢体活动，甚而因痛彻夜不眠，长夜号泣，因痛而不欲纳食，面色憔悴，精神萎弱，呻吟叹息，痛苦难状，令人可怜；严重时可见内脏出血，或溺血便血，脘痛腹痛；剧时脑出血，轻则头疼呕吐，或视力障碍，肢体麻木不灵，甚者可引起昏迷抽风。

本病多因先天血脉脆弱，脏腑失固，气不摄血。故其治疗原则总以益气养血为主，兼固摄止血，切忌破血化瘀，凉血之法亦不可多用。要之气失统摄，不但脾虚失统摄之权，而肾之元气亦弱。治宜摄脾兼固肾或助肾之元阳。益气常用药如生黄芪、党参，养血如当归、生白芍等用量宜大，固摄如生牡蛎，化瘀养血如花蕊石、鸡血藤、木瓜等荣养血脉收敛而通络。汉三七养血有行瘀之功，云南白药亦可。必要时用制乳没，用量宜小，1.5~3g，多则碍胃而发生呕吐。达络用桑寄生或桑枝，局部灼热红肿可用忍冬花、藤。止血应在治血养血之中，如川芎辛温通化，必配柔药如生地、阿胶珠，养血止血较为稳妥，单纯止血用仙鹤草、鹿衔草，量可略大。茜草、坤草量不可多，丹参少则养中有化，多则破血。肿瘀日久不消可加用助肾阳之仙灵脾（尤其服用激素或将停用时加此味药），消肿止痛是在养血的基础上，略加活血，以养血为主，以化瘀为辅，益气能止痛，养血可行瘀。因其病证属于血外溢，活血量大则助其出血，欲止血用固摄益气，气固则血止，气摄则血不外溢，是治疗血友病的要领。

## 六、再生障碍性贫血

再生障碍性贫血的患儿是骨髓造血系统受到损害，严重时依赖输血过活。从临床看，有些是热病之后或受疫疠毒气，或服药过剧所引起。

症状表现：多面色苍白，唇舌惨淡无华，皮肤失色，爪甲不红，甚至手掌及口内上颚黄白，齿缝渗血，鼻衄，口颊及舌唇血疱，脉多细弱。证脉一致较容易治疗。如脉见浮大中空而数，属血不归经，气机外浮，阴不守阳外越之险候，预伏大出血之象。再遇感染时邪，出现高热，口腔咽喉溃烂，出血，则更为难治，治须顾护气阴兼清虚热。

本病纯为虚证，气血不足。治疗要点，补气养血。必要时促进肾气化生精血之源，以生阴血。因气血大虚，则精气被夺，一般补气补血之药尚难取胜，须加生物有灵之品。阴虚用龟板，阳虚用鹿角霜或鹿茸，补血用阿胶，大补元气用人参、紫河车之类。但在气阴两虚时，注意不可过于补气。因补气则阴更不足，气有余便是火，则能助热，更易耗灼真阴而动血。可用北沙参、百合、女贞子、生牡蛎、生白芍以育阴潜阳而滋养血液。治脾后天生化血源，可用黄精、生山药、莲子肉，补中有化。用鸡内金既助脾运又可化瘀。心主血脉，可用龙眼肉助心阳生脾之血。阴虚可伍以石斛、大枣，生姜亦可代替，并可协调营卫而助脾运。

有时补气养血药难于满足血的消失，尤其是靠输血维持者，血色素下降趋势较快，生血较慢，必须采用补益精髓，如牛、猪脊髓油脂炒面粉加红糖调服，也可用于后期调养巩固。当然鹿茸粉与紫河车粉同服，生血效果较好。

以上各血证病因不同，治疗方法也有所不同，但在辨证施治的基础上，可以互相参照运用。

（本文发表于《北京中医》1986年第3期）

# 湿温疫的治疗思路

宋祚民

从本次"非典"的发病规律、临床表现等方面来看，其属中医的湿温。《温病条辨》第43条曰："头痛恶寒，身重疼痛，舌白不渴，脉弦细而濡，面色淡黄，胸闷不饥，午后身热，状若阴虚，病难速已，名曰湿温。汗之则神昏耳聋，甚则目瞑不欲言，下之则洞泻，润之则病深不解，长夏深秋冬日同法，三仁汤主之。""一人得之谓之瘟，众人得之谓之疫。"故此次"非典"应是湿温疫。

## 一、病机

疫邪初起，受自口鼻，行于咽肺，盘踞于中，表里阻隔。里气滞而为胸闷，表气滞而身重痛；侵及肺络，则干咳咯血；湿浊蕴蒸，肺失清肃，清气不行，则气促生痰，阻膈上逆，导致肺气闷郁而呼吸急促，动则加剧；邪踞中焦，腐热蒸发，升降运化功能失调，中焦逆乱，浊气上逆则呕，下行则泻，携热下利，故色如败酱，或如藕泥，或如药水。

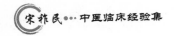

## 二、治则

《温病条辨》第 43 条指出：湿温疫之治不同于伤寒，不可妄行汗下。林之翰《温疫萃言》引喻嘉言说："温疫之邪则直行中道，流布三焦，上焦为清阳，故清邪从之上入；下焦为浊阴，故浊邪从之下入；中焦为阴阳交界，凡清浊之邪必从此区分，甚则三焦相混，上行极而下，下行极而上。伤寒邪中外廓，故一表而散，疫邪行在中道，故表之不散（热退复热）。伤寒邪入胃府，则腹满便坚，故可攻下，疫邪布在中焦，散漫不收。"

又引吴鞠通说："世多言寒疫者，究其病状，则憎寒壮热，头痛骨节烦疼，虽发热而不甚渴，时行则里巷之中，病俱相类，若疫使然者，非若湿病之不甚头痛骨痛而渴甚，故名曰寒疫耳。……其未化热而恶寒之时，则用辛温解肌，既化热之后，如风温证者，则用辛凉清热，无二理也。"此再论湿温疫之治不同于伤寒疫病。寒疫病之初，有恶寒可用辛温解肌，既化热，仍用辛凉清热。而湿温疫不宜过汗，更不宜用辛温燥热，以免助热伤津。

## 三、治法

湿温疫病初起，多见寒战出汗，此属战汗，乃正邪交争所致。一般多静待寒止而转热，因寒战时间短，其后发热时间长，宜多饮米汤以助其汗。如给药则不宜过汗，更不宜用辛温燥热，可选用藿朴夏苓汤及辛散托邪之药。微恶寒高热时，采用蒿芩清胆汤合白虎汤加减。

疫邪传变迅速，泄热为其首务，但寒战时又不宜寒遏，寒则易厥逆，寒战时汗不出亦易见厥逆，在治疗过程中应抓住病势转化机要，以如下之法作为辨治之指导。

### 1. 辨湿热互相转化之机

病程中有湿重于热，热重于湿，或湿热并重，可从其属而调之。初期可能湿邪表现略重，中期可能湿热并重，后期亦可为热重于湿，甚而湿热未退，阴液见伤，此时较难调治，既须清化湿热，又须顾护气阴。可在芳化除邪的基础上，略加生津之品如花粉、石斛、沙参之类。

### 2. 辨战汗

疫邪先传表后传里，忽得战汗，经气输泄，当即脉静身凉，烦渴顿除。或有反复者，里邪未去，疫邪表里分传，里气壅闭。若战而不汗者危，乃中气亏微，但能降陷，不能升发也。次日当期复战，厥回汗出者生。若正当战振之时，阴阳分争，正邪交攻，姑且静以待之。《温疫萃言》曰："汗后宜多饮米汤，充养胃气。"如大汗后气促身热，宜人参白虎汤加苍术，便溏者用生薏米代粳米；津液见伤，可用竹叶石膏汤，另酌加芳香化湿药如藿香、佩兰、六一散及清热解毒之金银花、连翘等；热降后易见咳嗽，痰亦见增，此肺气得宣之象，为热退津复；热退后多气阴两虚，可用生脉散；低热者用青蒿鳖甲汤或三甲复脉汤。

### 3. 辨气喘

似喘非喘、气促胸憋、鼻煽为实；少气不足以息、语言低微为虚。温疫弥漫上焦，肺为热灼，清肃之令不行，法当清肃宣降合清热解毒，可以麻杏石甘汤减甘草加菖蒲、郁金、桑白皮、苏子、葶苈子、佩兰、栀子等；气耗津伤宜清固气阴，以沙参麦门冬汤加味；心气不足，可用生脉散、独参汤（宜西洋参），亦可独参汤送服羚羊角粉。

### 4. 辨舌质舌苔

舌质淡白体略胖，苔薄白，多为湿浊郁遏，阳气被阻，疫戾之邪速伤人体真元之气。同时见高热午后为重，微畏寒身痛，头胀不清，胸闷憋气，干咳口苦，出黏汗，身倦乏力，行动维艰，不思饮食，便溏色褐，尿少，脉缓大。可分清宣化，用青蒿、杏仁、黄芩、生苡仁、六一散、知母、石膏之属。舌尖红苔白厚腻，为湿浊阻遏募原，伴胸腹闷胀，发热畏冷，困倦嗜睡，汗不为热衰，上法加厚朴、槟榔；舌红苔黄厚腻而干，持续高热，午夜较甚，汗出或大汗淋漓，不思饮食，尿少，大便干溏不定，此为湿浊蕴郁三焦，清窍受蔽，气营两燔，上法合清营汤或白虎汤；如见湿热或黄疸，可用甘露消毒丹。

总之，疫邪传变速，进展快，正气易于衰败，须掌握病机，扶正祛邪，分秒必争。一般早期易疗，后期气阴大伤则预后差，及至邪灼肺络见咳而带血、呼吸急迫、鼻孔煽张、汗多而脉大散无力等症时，为肺气欲绝、浊痰壅塞之危候，如尚能服药可用猴枣散、蛇胆陈皮面祛痰，甚而用白矾1g亦可化痰，但不宜久用，易腹泻。腹泻可服用周氏回生丹，退热服用局方至宝丹，麻杏石甘汤冲服羚羊角粉皆可。

另外，"三宝"及羚羊角粉护正退热，疗效确切，在各期可酌情用之。痰热神厥宜安宫牛黄丸；湿邪郁闭，神昏欲睡，宜局方至宝丹；大便秘结，高热不退，宜紫雪丹。

（本文发表于《中国中医药报》2003年6月9日）

# 小儿流行性乙型脑炎的辨证论治

宋祚民

乙型脑炎临床以高热、昏迷、抽风、呼吸衰竭等为主要表现。从发病季节和临床表现来看，本病近于温病学中"暑湿"的范畴；其病理机制与暑湿之邪的侵扰密切相关。多年来我在儿科临床遇本病颇多，运用卫气营血辨证施治，取得了较为满意的效果。兹将点滴经验介绍如下。

## 一、辨证论治

**1. 邪偏卫分**　主症为身热无汗，微恶风寒，身形拘急，头痛面赤，舌红苔薄白，脉濡数。证属暑湿郁表，卫外失调。法当辛温或辛凉，芳化暑湿。方用新加香薷饮加减：香薷、藿香、荷叶、金银花、连翘、滑石、竹叶。

**2. 邪在气分**　主症为高热汗出，口渴思饮，烦躁嗜睡，头痛项强，小便黄少，舌红苔黄，脉滑大数。辨证：暑热内蒸，上扰清阳。法当清热解毒，佐以芳化。热偏重者，用白虎汤加减：鲜芦根、鲜茅根、生石膏、荷叶、连翘、菊花、金银花、知母、栀子、薄荷、六一散；湿偏重者，用甘露消毒丹加减：鲜芦根、生石膏、藿香、佩兰、菖蒲、生栀子、川郁金、杏仁、白蔻、竹叶。

加减：汗少表郁的加香薷；汗多气虚、脉软的加党参或山药；高热热盛的加元参、知母；昏迷因热陷心包者重用菖蒲、郁金；抽风为热陷厥阴者加钩藤、地龙；痰鸣加天竺黄、胆南星、竹沥水；呕吐加竹茹；口渴加天花粉、石斛；燥热内结而便干者加瓜蒌、元明粉；湿热下迫而便溏者加川黄连、六一散；湿阻腹胀者加白豆蔻、厚朴；湿阻经络而倦怠身痛者，加大豆黄卷、忍冬藤或防风、豆豉；湿阻三焦，气化不利而尿少者加通草、车前子；衄血因热迫妄行者加丹皮、犀角（水牛角代）或白茅根、细生地、鲜藕；热耗阴伤而致舌红少苔、唇焦口干者，加大生地、麦冬、北沙参等药。

**3. 邪在营分**　主症为身热少汗，午后和夜间较重，烦躁不安、嗜睡或抽搐痰鸣，舌红绛，苔黄或少苔，脉弦数。辨证为热邪入营，上蒙清窍。法当清营泄热，芳香开窍。方用：鲜芦根、鲜茅根、生石膏、鲜荷叶、鲜佩兰、郁金、菖蒲根、忍冬藤、连翘、菊花、元参、生地、钩藤、竹叶。伴热入心包者，配安宫牛黄丸化服。

**4. 邪入血分** 主症为身热夜重，神志昏迷，四肢厥逆，手足抽搐，甚或舌卷囊缩，或发斑、衄血，舌深红绛，脉弦细数。辨证：热灼营血，内陷厥阴。法当清营凉血，开窍熄风。方用清宫汤、犀角地黄汤加减：生石决明、生石膏、元参、丹皮、生地、丹参、钩藤、羚羊角、金银花、连翘、僵蚕，送服安宫牛黄丸或紫雪丹，或加用止痉散（全蝎、蜈蚣、地龙各等份）。

**5. 内闭外脱** 主症为高热、昏迷、四肢厥冷，面色晦暗或苍白，冷汗如油，唇焦舌燥，脉沉细或芤。辨证：热毒内闭，正虚外脱。法当开闭达邪，扶正固脱。方用独参汤或生脉散加味：人参、麦冬、五味子。或人参煎水送服局方至宝丹。

**6. 余热未尽** 主症为身热递减，头目不清，舌红脉数。辨证：余热未清，阴津未复。法当继清余邪，育阴达络。方用清络饮加减：鲜荷叶、西瓜翠衣、金银花、石斛、丝瓜络、竹叶。

## 二、典型病例

**病例一**：李某某，女，3岁，初诊日期：1964年8月26日。

患儿于4天前开始发热，精神疲倦，嗜睡无汗，烦急呕吐，食欲减退，注射西药退热剂，体温未降，遂来院门诊，经腰穿诊为乙型脑炎，收住院治疗。

现证：身热无汗，口不渴，神倦嗜睡，恶心呕吐，食欲不佳，大便二日未行，小便黄，面黄，咽不红，舌质淡红，中心有黄厚腻苔，脉弦滑。

查体：神志尚清，心肺正常。腹软不拒按，颈部微有抵抗。

化验：血白细胞7600，中性49%，淋巴51%。脑脊液检查：白细胞114，潘氏试验阳性，糖5管阳性，氯化物628mg%，蛋白110mg%。

证系：外感暑湿，郁于上中二焦，湿重于热。治以清热利湿，佐以芳透。

方药：新加香薷饮加减。

香薷6g，扁豆10g，厚朴3g，六一散12g，金银花10g，连翘10g，黄连3g。2剂。

二诊：服药后病情未见好转，仍身热无汗，嗜睡心烦，吞咽困难，大便稀日二次，手时抖动，两目上吊，逐渐出现神志不清，面色黄暗，舌质淡红、苔黄厚腻，脉滑。腹壁及膝反射消失，瞳孔对光反射迟钝。

证系暑湿内闭，三焦受阻，湿蒙清窍之象。治以芳通开闭，宣达三焦。

方药：三仁汤加减。

杏仁6g，生薏米12g，菖蒲10g，滑石12g，白蔻仁3g，鲜藿香10g，厚朴6g，黄芩6g，竹叶10g，清半夏 6g，局方至宝丹一丸分化。

三诊：服上药全身渐渐汗出，体温逐渐下降，神志渐清，吞咽如常。于前方去竹叶、藿香，加茵陈 12g、炒谷芽 10g。药后 3 天全身潮汗未断，头身布满痱疹，双睑微肿，神志清醒，仍有嗜睡，舌苔见退，二便正常，体温正常，神经反射正常。宜清余热和胃气，以清络饮加减，调理善后，痊愈出院。

**病例二：**吴某某，女，6 岁，初诊日期：1965 年 8 月 15 日。

发热头痛 3 天，半日来昏迷不醒，呼之不应，继则抽风数次，经某医院诊为"乙型脑炎"，曾注射抗生素、甘露醇等不效，转中医治疗。诊其面色黄垢，昏迷嗜睡，两目上视，灼热无汗，腹胀，大便稀、色黄褐，尿少而黄，舌干红绛，喉中少许痰鸣，脉滑数。克氏征阳性，巴氏征阳性，颈项强直，角弓反张。

化验检查：脑脊液细胞总数 225，白细胞 134，氯化物 603mg%，潘迪试验阳性，糖 2~5 管双加号。

证系：暑湿久羁，热搏营血。治以清营透热，芳香开窍。

方药：清营汤加味。

鲜芦根 30g，生石膏 30g，金银花 18g，生地 15g，鲜荷叶 30g，滑石块 12g，连翘 12g，元参 15g，粉丹皮 10g，广角 10g，菖蒲 6g，钩藤 12g，牛黄散 1g。分冲，

3 剂。

二诊：服上药抽搐止，仍见肢厥昏迷，喉中痰鸣，舌下溃疡，唇焦舌绛，少苔，灼热不退。邪闭营分而未透，依上方化裁。

方药：鲜芦根 30g，金银花 18g，连翘 12g，广角 10g，鲜佩兰 10g，生地 18g，元参 10g，竹叶 10g，莲子心 3g，菖蒲 10g，郁金 10g，麦冬 6g，川黄连 1.5g，至宝丹一丸化服。

三诊：昨晚哭闹不休，欲抽而未抽，今仍嗜睡昏迷，头微汗出，身仍无汗，舌绛少苔，脉滑数。仍用上方，至宝丹改用牛黄散 1.5g 分冲，2 剂。

四诊：服上方 2 剂后，头身皆有微汗，灼热已减，体温正常，神志逐渐清醒，目视灵活，大便日行一次，黄褐色溏便，且有蛲虫。表里通透，邪有出路，再拟上法加减。

方药：鲜芦根 30g，鲜荷叶半张，金银花 18g，连翘 10g，生扁豆 12g，丝瓜络 10g，竹叶 10g，黄芩 10g，滑石块 15g，钩藤 10g，花粉 10g，局方至宝丹一丸分化服。

五诊：服药后发热退净，精神转佳，自知饥饿，唯颈项强，不甚灵活，舌质红苔薄白。久热伤其筋脉，兹用养阴通络之剂。

方药：忍冬花、藤各 12g，桑枝 12g，荷梗 10g，竹茹 10g，丝瓜络 10g，天花粉 15g，连翘 10g，竹叶 10g，鸡血藤 15g。3 剂。

六诊：药后项强转柔，肢体灵活，二便如常，舌见嫩红，脉虚弱无力。久病气阴两伤，拟仿复脉汤加减调理善后。

方药：西洋参 3g，北沙参 10g，怀山药 15g，杭芍 10g，生扁豆 15g，五味子 6g，朱远志 6g，生牡蛎 15g。

用此方调理数日，体健如初，痊愈出院。

（本文发表于《北京中医》1983 年第 2 期）

# 紫癜的辨证论治

宋祚民

紫癜是一种出血性病证，以皮肤出现大小紫点或青瘀成片，平于皮肤，按之不退色为特征。引起本病的原因比较复杂，因而在辨证治法上不能囿于清热凉血、固摄养血。试结合不同病因对紫癜辨治做一探讨。

## 一、外感对紫癜的影响

外感与肺有密切关系。肺主气，司呼吸，与皮毛相合；肺又主卫，属气。心主营，属血，二气协调，则血行于脉中。若卫外之气失固，则外邪侵袭。《素问·皮部论》云："凡十二经脉络者，皮之部也，故百病之始生也，必先于皮毛，邪中之，则腠理开，开则入，客于络脉，留而不去，传入于经。"外邪与营气相搏，则营卫失调，气血失和，营失卫护，血离经络而外溢，因此感受外邪之后，而见紫癜者，经宣肺祛邪，可期营阴得复，卫气得和，脉络协调而紫癜自消。

**病例：**段某，女，1岁，门诊病例号9583，初诊日期：1978年5月9日。

身有出血点和青紫瘀癍已二月余，西医诊断为血小板减少性紫癜。现因外感后身见血点和青紫瘀点，咳嗽，流涕，眼眵多，大便干，舌质淡红、苔薄白，脉滑数。血小板 2.8 万。证属阴虚血热，兼感外邪。治以育阴凉血，清热疏解。以芦根、桑叶、连翘、紫草、茜草、元参、花粉、乌梅、甘草等，服后出血点见消，咳嗽有痰，目眵减，食纳少，便调，舌红苔薄白，脉滑数，血小板 10 万。前方加黛蛤散化痰清热。

7 月 23 日来诊，发热 39℃，打喷嚏，有汗，大便溏，尿黄，扁桃体 I 度大，略红，舌尖红、苔白略厚，脉弦滑数，血小板 0.7 万。诊为暑热外感，治以清化芳通。药用芦茅根、菊花、荷叶、生石膏、薄荷、金银花、佩兰、杏仁、黄芩、六一散、牛黄清热散（1 瓶分 4 次冲）。服上方后，热退，未见出血点，咽红，舌嫩红少苔，脉细滑，查血小板 20.6 万。该患儿经治疗，保持血小板 20 万之正常值半年之久，紫癜未见再现。

## 二、麻疹对紫癜的影响

麻疹一病，自宋至明清以来，在病因方面一直存在着三种论点，即胎毒、胎毒加时行传染、时行传染，而近世趋向于时行传染之说，但在病机和治则上的观点是一致的。钱乙谓："大抵疮疹属阳，出则为顺。"而后世明、清专论，认为疹出不透，或早没，皆可致成毒邪内陷，而为危候。《郁谢麻科合璧》指出："发斑之症，多因火闭，热毒蕴结，麻发不出，或出不透，往往发而为斑，其颜色不同，轻重不一。"这说明疹毒不尽可以发斑，疹透则紫癜亦可随之而消退。

**病例：**王某某，男，14 岁，门诊病例号 50970，初诊日期：1981 年 2 月 13 日。

二月前后足内踝有出血点，痒甚不肿，在某医院皮肤科用安络血、维生素 C、栀子金花丸治疗一周不效，查血小板 5.2 万，诊为血小板减少性紫癜，建议来我院服中药治疗。舌尖红、苔白、质胖，脉滑数。辨证为阴虚血热，脉络失和。治以育阴养血，清热凉血。药用花粉、乌梅、甘草、丹皮、细生地、藕节、大小蓟、生侧柏、川牛膝、三七、生薏苡仁。上方共服 20 余剂，未见新出血点，查血小板 15 万。4 月 21 日，两胫踝仍有紫癜未退净，有新出血点，自汗，欲近凉处，纳差，便干，尿黄，舌淡红质胖，边有齿痕，苔薄白，脉弦数，查血小板 2 万，再拟前方加仙鹤草 15g。1982 年 3 月 28 日，高热 38～40℃，前三天低热，耳后及鬓见隐约疹点，经用辛凉透疹法，疹点见多，后及全身，住院一周后疹退。全身脱屑后，紫癜亦全部消失，胃纳佳，继清余热收功。该患儿治疗前查血小板 9.1 万，现查血小板 17.1 万，通过病例说明在出麻疹前紫癜时出时没，血小板低下，虽经治疗也增殖不多，疹后竟由 2 万多升到正常值 17 万，紫癜亦消退。

## 三、调络法对紫癜的影响

紫癜病在年龄稍长的幼女，月事初潮，皮肤瘀点少见，而月经过多，有些病例竟淋沥不止，近于崩漏，此与肝、脾、肾、冲任失调有关。《血证论》云："肝藏血，血生于心，下行胞中是为血海，凡周身之血，总视血海为治乱。"血生源于脾，统摄于脾，调节在肝，藏于肝，脾虚失于统摄，肝虚失于调节，肝肾乙癸同源，肝脾血亏，导致肾气不足，肾司开合不利，失于闭藏，因而冲任不固，奇经受损，络血不宁，致使经水量多，淋沥不断。《素问•调经论》说："病在脉，调之血，病在血，调之络……"因此，治以调络养血，固摄冲任，下元得充，气血得和，紫癜见消。

**病例：**曹某，女，13岁，门诊病历号56975，就诊日期：1981年11月26日。

自1981年8月份开始牙龈出血，去某医院诊为原发性血小板减少性紫癜，经治不见好转，来本医院求治。经服激素和中药治疗，食纳佳，二便可，其他未见异常，唯经行三次，每次量多，苔黄厚质胖，脉大数，查血小板1.2万。证属气血两虚，脉络失和。药用生龙牡、寄生、木瓜、菟丝子、女贞子、旱莲草、山药、黄精、白芍、甘草、鸡血藤等。经水来一周净，量一般，血小板8.2万，继服上方加龟板、阿胶。血小板升至15.7万，现持续15万左右。

## 四、健脾与紫癜的关系

脾主运化，是血的生化之源。《血证论·脏腑病机论》说："经云脾统血，血之运行上下，全赖于脾，脾阳虚，则不能统血。"这说明脾气盛，则能统摄血液，使血循行于血脉之中而不致外溢，若脾气虚，不能行统摄之权，则血妄行，溢于脉外，出现各种血证。脾运化水谷而产生的营卫之气，必须协调运行经脉之外，营卫失调或不足，亦可出现各种血症。因而在治法上以健脾益气而达到治紫癜的目的。

**病例：**于某，男，7岁，门诊病历号9793，日期：1978年8月8日。

1978年5月前因鼻外伤，出血不止，曾住院两个月，当时血小板1.6万，坚持服激素好转。自5月份以来，鼻又出血2次，量多，皮肤有青紫瘀癜，有时腹痛，大便潜血阳性，睡眠不安，自汗，盗汗，有时心慌气短乏力，纳差，大便日4～5次不等，舌质嫩，苔薄白，现已停激素半月，查血小板4.8万，脉沉细弱。证属脾虚血热，气阴不足。治以健脾养血，补益气阴。药用：山药、黄精、石莲子、熟地、壳砂、花粉、乌梅、甘草、白芍、鸡内金等加减，该患儿停药后已2年余无出血现象，一直保持血小板25万左右。

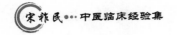
## 五、体会

紫癜是一种出血性疾病，它与心、肝、脾、肾等脏功能有密切关系。治疗本病应从整体观念出发，既需辨证论治，又需注意紫癜的特点，如紫癜兼外感、感染麻疹、脉络失调、脾气虚弱，应分别采用疏表、透疹、调络、健脾等法，不能单纯凉血止血。

（本文发表于《浙江中医学院学报》
1984 年第 8 卷第 2 期）

# 对小儿肺炎辨证论治的体会

宋祚民

　　肺炎是现代医学病名，在祖国医学文献中很少用这个名词作为病名。用它来说明病理机制是有的（如清汪昂在汤头歌诀中说："肺炎喘嗽此方施。"），但与现代医学肺炎的证候又不尽相同。有人谓肺炎似中医学中的马脾风，但马脾风的证情来势较急，而一般肺炎则不是那么急暴。从肺炎的主要证候——喘憋、胸高、鼻煽、痰壅等情形来看，当然常可于喘咳诸症的范围内见之。但由于它有身热、口渴、自汗、咳嗽等证，又与风湿证极近相似。并且有部分患者的证候相当于秋燥。由此看来，在中医学中很难找出相当于肺炎的病名。那么，我们就应当考虑从与肺有关的多种疾病中探求肺炎的辨治方法，才有可能在临床上收到预期的效果。

　　本文仅就笔者于 1961 年 2 ~ 8 月在北京市儿童医院所经手治疗的 70 例小儿肺炎做一初步分析。此 70 例从西医诊断上看，均为小儿肺炎（其中有部分麻疹及病毒性肺炎），但从中医辨证论治的理论来分析，符合于肺热夹表的有 44 例，符合肺胃热盛的 19 例，符

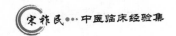
合肺肾两伤的 7 例。兹就个人临床体会分别讨论如下。

## 一、肺热夹表

肺热夹表证多见于肺炎初期，临床证候表现有两种情况：①如证见身热，微恶风寒（小儿多不能自述恶寒感觉，凡在诊视时有形寒表现，如揭开衣被时皮肤上出现粟状小粒等情况，就认为有恶寒证候），自汗，口渴，咳嗽，气粗似喘，舌质红、苔薄白或薄黄，脉浮数等，这些证候相当于叶天士所说的"温邪上受，首先犯肺"。盖肺与皮毛相合，外受温邪，肺胃内应，表为邪闭，肺气不得宣散，郁结为热，肺热宜凉，表邪宜散。适宜采用辛凉宣肺疏表的方法，以桑菊饮为基础，随证加减。热重加生石膏、知母以清热，口渴津伤加北沙参、寸冬以生津益阴，无汗稍加薄荷，目赤烦躁加炒栀子，痰多加川贝母。②如证见身热、头汗、恶寒、面赤喘憋、鼻翼煽动、喉中有痰，胸高甚或两肋凹陷等。这些证候，多由于气候暴暖或冷，先受温邪，继为寒束，以致手太阴气分热盛，肺气不宣，清肃失职。治疗以辛凉清热疏表化痰为主，采用麻杏石甘汤，用麻黄宣肺疏表，杏仁疏表行痰，石膏清热。针对喘满胸高，痰热壅盛，加葶苈子以泻肺之壅闭，尤为必要。其热盛舌绛者，加安宫牛黄丸或紫雪丹；便秘者加瓜蒌，既可通润大便，又能涤除胸中痰热。总之，在这个阶段，治疗主要以轻清宣肺为主，忌用滋腻敛邪之品，以免妨碍表邪外出，阻碍气机通畅。

## 二、肺胃热盛

证见身热，午后稍重，口渴烦躁，喘促鼻煽，口燥鼻干唇焦，舌质红，少苔，脉数。这是表邪化热入里，热邪弥漫于上中二焦，以致肺胃热盛，津液伤耗。在这种情况下，热虽盛，亦不宜用苦寒。因为苦寒能助燥，不但不能清热，反伤津液；同时，由于表邪已化热入里，肺津已伤，辛温宣散之剂，更当禁用。针对病情，以甘寒清热养阴泻肺方法，最为合适。所以，笔者对这些病例采用沙参麦门冬汤合泻白散。方中桑白皮泻肺降热，地骨皮解热益阴，沙参、麦冬甘寒生津、清热润肺。其中兼有大便秘结的病例，必须兼通腑气。因肺与大肠相表里。肺气不降，肠有结热，热邪上熏于肺，肺气就更加失于清肃，使喘憋更加加重。吴鞠通说："喘促不宁，痰涎壅滞，右寸实大，肺气不降者，宣白承气汤主之。"这种脏腑同治、釜底抽薪的办法，是符合上述证候的。临床事实证明，使用这种宣肺通便双管齐下的治法之后，肺宣便通，热就随之而解，喘憋就可松解。如单纯通腑泻下，不合用宣肺之法，则证候仍不得解。吴鞠通说："萎靡、温病三焦俱即……舌色金黄，痰涎壅甚，不可单行承气者，承气合小陷胸汤主之。"根据这个条文的道理，在方内加用了比较大量的全瓜蒌（8钱至1两），宽膈利痰，降热润便，则效果更好些。

另外，在肺气不宣的情况下，过于呆板或滋腻的药物，不适宜采用，如清燥救肺汤用阿胶，往往使急性高热证候不能速解。叶天士说："肺乏津液上供，头目清窍徒为热气熏蒸，鼻干如煤，目瞑或上窜无泪，或热深肢厥，狂躁溺涩，胸高气促，皆是肺气不宣宣化之征。"这段议论，虽不一定是针对肺炎而讲，但所谈证情与机理，是完全与肺炎的肺胃热盛证候相符合的，所以宣肺泄热和养阴是治疗肺炎的主要原则。又肺为娇脏，用药宜于轻清，如肺已虚，又当注意保肺气。

## 三、肺肾两伤

肺与肾金水相生，肺热津伤过甚，势必波及于肾。所以在肺炎末期，不仅肺阴伤，肾阴亦伤。阴伤之甚，阳亦受损。所以，这阶段的证候，多身热不甚，喘憋鼻煽，口周青紫，喘息弱而气短，呼多吸少，精神不振，二目少神，闭目不睁，舌质淡红或焦红，或见头身大汗不止，脉虚无力等。此时气阴两伤，肺气化源将绝，肾不纳气。治疗急宜扶正为主，祛邪佐之，不可泄肺。如果仍兼高热，汗出如雨，就仿照吴鞠通说的"太阴温病，脉浮大而芤，汗大出微喘，甚至鼻孔煽者，白虎加人参汤；头身大汗不止，脉若散大者，急用之，倍人参"的意思，采用白虎加人参汤。其身无高热，而有肾不纳气，正气欲脱，如陈飞霞所说"虚败之证，忽然张口大喘，入少出多，而气息往来无滞，此肾不纳气，浮散于外"的证候时，就急用生脉散以敛欲散之气。此时困难的是，既要固将绝之正气，又要祛壅塞之痰邪，二者不可偏废，必须在扶正的基础上，少加通阳调气之品，如葱白、干姜、厚朴、杏仁之属，才能收正复邪去之效。另外，还有出现内闭外脱证候的病例，高热神昏，汗出脉微，四肢逆冷，面色青暗，痰邪内阻，清窍为蒙，正气涣散于外，是最危险而治疗最感棘手的证候。为了抢救患儿脱险，所有危重病例，均请西医配合用强心剂如毛地黄等，中西配合，急急抢救，但在肺肾两伤的病例中仍有3例死亡。

在恢复阶段，险证已平，仍有余热未净，肺有虚热，肾气未复，证见身有低热，微咳少痰，食欲不振，精神疲倦，稍烦等象，是虚多邪少，当润肺化痰止咳，开提胃气，用生谷芽、生杷叶、青竹茹以清肺开胃，贝母、杏仁以清散郁结之气；麦冬、沙参以润肺生津；丝瓜络、蒌壳以通达肺络、宽膈化痰。虚烦加小量栀子，午后热久不退者，用青蒿鳖甲汤加生牡蛎、白芍等味。实热郁结者用小量牛黄清心丸，效果都很好。但恢复阶段，用药剂量宜小，如用大剂，反伤正气，恢复也较慢。

本组病例经过上述几种不同方法处理后，有 60 例痊愈（肺热夹表 38 例、肺胃热盛 19 例、肺肾两伤 3 例），5 例好转（肺热夹表 4 例、肺肾两伤 1 例），5 例死亡（肺热夹表 2 例、肺肾两伤 3 例）。虽然取得了 90% 以上的疗效，但其中还存在着有待进一步研究和努力克服的一些问题。如肺热夹表的病例中有 2 例突然于入院下午传变为重笃的肺肾两伤证候，经抢救无效而死亡。这种传变迅速的原因，以及如何防止和有效的措施等，都需要研究和挖掘。其次，关于肺肾两伤证候，如果没有西医配合，光靠中医是否能够抢救患儿脱险，以及提高这个阶段的治疗效果等，也是急待解决的问题。我想在丰富的祖国医学遗产中一定蕴藏着关于这方面的有效办法。因此，进一步学习祖国医学是很必要的。

通过临床治疗实践，笔者的肤浅体会，认为掌握早期治疗，防止传变，是治疗小儿肺炎的重要环节。因为在早期病邪尚未深入，正气尚强，在这个时期治疗比较容易，而且病退后，很快就可以恢复健康。如果传变入里，邪盛正衰，治疗既感困难，恢复健康也较慢。并且出现肺肾两伤的现象时，就有很大的危险。如本组肺肾两伤 7 例中就有 3 例死亡。同时即使能够转危为安，但也是焦头烂额之感了。因此，小儿感染肺炎，必须早日就医，而医者在临床上必须紧密地掌握病情，积极治疗，防止传变。

以上所讨论的小儿肺炎证候类型，以及辨治方法，仅是笔者通过 70 例的治疗实践中的一点体会。由于观察的病例还较少，时间还很短，所遇到的类型不可能全面，而只是其中的一小部分而已。因此，必须继续积累大量的临床资料，才有可能总结出较为全面的治疗规律。由于笔者水平有限，难免有错误之处，希同道们帮助和指正！

（本文发表于《中医杂志》1961 年第 5 号）

# 小儿乳蛾高热辨治

宋祚民

　　扁桃腺体肿大，在中医古典医籍中，称之为"乳蛾"，一侧肿大称之"单乳蛾"，两侧皆肿称之"双乳蛾"。此症多见于外感时邪，里热过盛而发生的兼症。但亦可单独因肺胃热盛，上蒸于咽喉而发病，或既有肺胃二经蕴热，复感受外邪而引起乳蛾肿大，甚致溃脓。在病因方面，喉科专论中提出有因风、寒、火、湿、毒、虚的区别，或风火相搏，或寒暑相聚，其症变幻不一。治疗法则：本病既有内外二因，又有内外合邪，因此临床治疗时，首先应视表里二邪孰轻孰重。表邪重则应多疏表而少清里；如里热重，则多清里而少疏表。遇到表里俱盛时，应表里相等地治疗。但总以疏表利咽、清热解毒、育阴散结为法，不必单纯治喉。正如《咽喉秘集》所说："不必拘于治喉，但须分其时邪（外感）、伏邪（里热），松其毛窍，开其腠理，则邪有出路，而咽喉之围自解。"

　　对郁热较重而又发高热者，可配合针刺少商放血泻热，病初起一两天有表证时，宜在清热解毒的基础上，加疏表宣透之药，如芥穗、薄荷；宣通如牛蒡子、马勃，避免表不解，热郁于内，上攻咽喉，肿痛加重。若病已三四天，表邪化热入里或表证减少，里热转盛时，表药又不可多用过用。表散太过，反致伤阴，致使里热炽盛而咽喉肿溃化脓。如热盛而大便干结，亦可兼通腑泻热，用大黄之类，否则内结之热不除，喉肿不消。咽喉红赤干痛多属阴虚热重，宜在清热解毒的基础上，养阴以清热，如玄参、花粉、石斛之类。喉不肿、干痛而色又淡红者，多属伏热，或虚热，可用草河车之类的药物以清之。

验方治疗可用芦茅根各 15g，菊花 10g，板蓝根 10g，贝母 10g，玄参 10g，僵蚕 10g。水煎服。

表证有恶寒征象时，加芥穗 6g、淡豆豉 10g 或薄荷 10g。高热里热重时，加生石膏 18g、知母 6g，或炒栀子 6g。扁桃体肿大时，宜宣热消散；可加马勃 1.5g～3g，或苦梗 6g、牛蒡子 6g。扁桃体红赤甚或紫赤时，宜增重清热解毒之力，兼佐凉血，可加丹皮 10g、赤芍 6g。已化脓或腺窝有少量脓栓时，宜加重解毒药，可加蒲公英 6g、紫花地丁 6g，或用金银花、连翘各 10g。喉肿痛剧时，可加用山豆根 5g 或锦灯笼 6g。咽干时宜育阴清热，可加石斛 6g、青果 10g。音哑时宜宣痹，可用凤凰衣 6g 或蝉衣 10g，木蝴蝶 6g。只肿不红赤者，宜于消散，可用夏枯草 5g、橘叶 10g。大便秘结者，宜清郁结之热，可用瓜蒌 10g、元明粉 3g（冲服），或生大黄 1.5～3g，用开水泡兑服。余热不净或有低热时，可加用天花粉10g，或玉竹10g，生地亦可选用。

**医案举例**

师某某，男，4岁，初诊日期：1976年12月20日。

患儿咽疼、发热一周。现咽部红肿、充血，扁桃腺双侧肿大Ⅲ度，有脓点，唇红干裂，口角溃烂，鼻孔干赤，时有衄血，恶心，不思食，口渴思饮，大便自幼干燥，秘结成球形，2~3日一行，尿黄而少，体温39℃，舌质红、苔薄黄，脉弦滑数。

辨证：肺胃蕴热，兼感外邪，毒热偏盛，上蒸于喉，致成乳蛾。

治法：清热解毒，疏表利咽，育阴通便。

方药：芦、茅根各15g，菊花10g，板蓝根10g，僵蚕10g，玄参10g，生石膏18g，蒲公英6g，知母6g，天花粉10g，薄荷10g。水煎服，3剂。

二诊：1976年12月23日，进上方3剂后，扁桃体减消至Ⅱ度，脓点已无，身热渐退，下午体温37.2℃，口渴思饮，进食米粥，大便行一次，尿黄。上方减生石膏、薄荷，继服3剂，药后病愈。

张某某，男，7岁，初诊日期：1978年11月30日。

吼咳频作已十余日，现喉咳咽痛，咳嗽阵作，微喘有痰，夜间尤剧，纳食较差，大便干，日一行。查：

体温 39.2℃，咽红充血，扁桃体肿大Ⅲ度，咽后壁有滤泡，舌质红苔黄，脉滑数。

辨证：肺胃蕴热，气失宣利。

治法：清热止咳，宣肺利咽。

方药：芦、茅根各 30g，麻黄 1.5g，杏仁 6g，川贝 10g，僵蚕 10g，生桑白皮 10g，元参 10g，生石膏 24g，金银花 10g，板蓝根 10g。水煎服，3 剂。

治疗经过：1978 年 12 月 3 日，服药 3 剂后，咳嗽明显见轻，扁桃体消至Ⅰ度，咽红减，后壁滤泡渐消，纳食见增，大便日一行，见畅，继服原方 3 剂后，痊愈。

（本文经宋文芳整理
发表于《北京中医》杂志 1988 年第 6 期）

# 颈痈的中医疗法

宋祚民　　宋文芳

颈痈，相当于颈部急性淋巴结炎，此病一般是从感染病灶开始，经过淋巴所属区域的淋巴结引起的急性发炎。小儿多因感冒、扁桃体炎或化脓、咽炎、龋齿、口疮、口糜、口疳、牙龈肿痛、头面疖毒、皮肤湿疹等病因引起。

常见颈部淋巴、颌下淋巴肿硬，亦有发于腋下或腹股沟等处。临床表现局部红、肿、热、痛，并常伴有发热、头痛，甚或全身不适、恶心等症。也可局部化脓，如急性淋巴结治疗未能消散，或因体质较弱，抵抗力低，亦可转为慢性，淋巴结肿硬不消，或略有痛感。

急性淋巴结炎，属中医"痈肿"范畴。发于颈部称为"颈痈"，生于耳前为"耳根痈"，颏下为"颏痈"，生颌下两侧为"托腮痈"，腋下为"腋痈"或称之为"颊肢痈"，生于腹股沟为"胯腹痈"等。

本病多因外感风湿，风热夹痰，蕴结少阳、阳明之络，或因肝胃毒火上炎，湿热蕴结，或皮肤湿疹、足癣感染所致。局部红热肿痛，表现为阳性痈症，易于溃脓，破后脓净尚可收口为其特点。

本病治疗以清热解毒、化瘀消肿散结为主，早期兼用疏风散邪，化脓时以清热解毒排脓，溃后脓毒排尽，一般给予清洁护养，可不需服药。

儿童时期，体禀阳热，感受风热毒邪，易于内侵，化热化火，婴幼儿高热时，亦可出现热极生风，而且惊厥。

慢性淋巴结炎，属中医"瘰疬"范畴，俗话称之为"筋疙瘩"。临床表现淋巴结肿大或硬，略有痛感，或小如串珠累累，按之移动，常因素体较弱，消瘦，食纳少，脾胃弱。多生于颈的两侧，体质增强时，亦可慢慢自行消失，但遇有感染他病或高热时，复又肿大作痛。

**典型病例**　叶某，女，15 岁。初诊日期：1996 年 11 月 18 日。患者曾在 11 月 11 日感冒，发热，咽痛，经服感冒清热冲剂后，身热略退，却见咳嗽伴咽痛加重，故急来名医馆门诊。刻下咳嗽少痰，扁桃体肿大 Ⅰ 度，双侧红赤，低热，体温 37.6℃，背微畏冷，无汗，周身酸楚不适，查白细胞 $10.4 \times 10^9$/L，中性粒细胞 59%，淋巴细胞 40%，单核细胞 1%，两肺呼吸音粗，偶闻干鸣音，纳食差，大便秘结未行，尿略黄，舌质红、苔薄黄，脉浮滑数。证系外感时邪化热，蕴郁于肺，上攻于喉。治以清解肺热，祛火利咽。方药：芦根 15g，茅根 15g，菊花 10g，板蓝根 10g，白僵蚕

6g，浙贝母10g，玄参30g，金银花10g，连翘10g，生石膏18g，佩兰叶10g，炒栀子6g。水煎服，5剂。药后诸症消减，即停药，相安无事。

复诊：经停药后5天，因吃涮羊肉、海鲜等物，夜间身发高热，背部畏冷，全身不适，并觉颈部右侧肿痛，转头受限，右腋下肿核突起，大如栗状，作痛不止。经查颈部淋巴结肿大，长约15cm，宽10cm，顶部作热，按之硬痛。时头痛恶心，舌红苔黄厚腻，脉滑大数。证属内蕴毒热，结于阳明、少阳，外发痈肿，治以清热解毒，消肿散结。方药：芦根20g，白茅根20g，夏枯草10g，菊花10g，板蓝根15g，土贝母10g，玄参30g，忍冬花、藤各20g，青连翘15g，生石膏24g，山甲珠6g，山慈姑6g，蒲公英15g，紫花地丁6g，丹皮10g，赤芍10g。水煎服，7剂，每剂加服散结灵1瓶，分3次吞服。

方义：方中以芦、茅二根清气凉血，板蓝根，忍冬花、藤，连翘，蒲公英，紫花地丁清热解热为主，夏枯草、土贝母、山甲珠、山慈姑消肿散结为辅，丹皮、赤芍凉血活血消瘀为佐，生石膏、菊花、玄参清热疏邪、育阴软坚为使。全方清热凉血，解毒消肿，化瘀软坚散邪，共奏清热解毒、消肿散结之功效。对痈肿之红热肿痛皆治，照顾较为全面，因之取效甚捷。

经服药1周后，颈部及腋下痈肿全部消失，余症随之亦消除，饮食渐增，二便正常。经观察月余未再复发。

小结：痈肿一般由外感风热毒邪，或局部溃疡、湿疹感染所引起，痈肿属中医阳性病证，以红、热、肿、痛四者为特点，急性期易于化脓溃破（尤以腋下及腹股沟易溃居多），溃破后易于收口。小儿除体弱及失治者外，经用清热解毒、消肿散结的治疗原则多可获效。但对素体较弱者易于从急性转变为慢性，因其正虚，抗病力低，有时急性期症不甚剧，未及显示热象，而颈项串珠累累，时间较长，遇有感染易于转化急性化脓作痛。因此，对慢性淋巴结较平素略有肿大，或按之不活动而痛，应给予治疗。对体弱患儿除调养脾胃，增强抗病能力外，在饮食方面，宜少食鱼腥辛热之品，以免诱发本病。

（本文发表于《首都医药》杂志第 4 卷第 4 期）

# 小儿泄泻验方一则

宋祚民

泄泻是儿科临床常见病，可以单独发生，也可在其他疾病中出现，四季皆有，以夏秋季为多。现提供治疗泄泻经验方一则，供临床参考。本方适用于四时腹泻，尤以湿热泻为宜。

主证：大便次数多，便中兼有奶瓣及黄黏物、如蛋汤样或黄绿水沫，尿少腹胀，舌红苔白厚或黄腻，脉弦滑数。

辨证：内蕴湿热，阻滞脾运，清浊相干，脾胃失调，津液不得输布。

治则：清热化湿，分别清浊，健脾和胃。

方药：藿香、苍术、云茯苓、防风、焦山楂、乌梅、黄连、白芍、甘草。

方中：以藿香芳香化湿祛浊，既通表又和里，有振奋脾阳止泻的作用；苍术燥湿健脾，辛香化浊，因小儿脾虚多由于脾阳一时不振，不同于成人的脾虚必须补中益气，如大补反易滞邪，脾阳振奋则脾运畅达，中焦得治而泻止；茯苓甘淡，益脾渗利，分别清浊，使水液从小便而排出，尿多则大便自实；防风可除湿止泻，以风能胜湿，并可升散透表，比葛根升提较为稳妥，不致引起因升提而呕吐；焦山楂为消油腻肉积之主药，可化奶瓣行气而导黏浊；乌梅有祛暑生津、敛肺涩肠作用，其妙在敛津而不收邪；黄连苦寒，清湿热止泻，调胃厚肠；白芍、甘草和阴止痛以缓脾急。本方仿痛泻要方、神术散、芍药汤方之义，取三方之精华。

　　加减法：夹有低热表邪者加苏叶、藿香、防风合力透邪。呕吐甚者加苏梗顺气降逆，与黄连共同宣畅中焦。兼咳嗽者加苦梗、杏仁以宣肺利气。尿少加滑石块或通草以分利化湿。泻久不愈、湿邪偏盛者加炒扁豆、薏米以助苍术、云茯苓健脾化湿之力。久泻脾虚减黄连、焦山楂加党参、灶心土或诃子或米壳，以收敛肺肠止泻。婴幼儿久泻不止，除用收敛药外，适当加助脾阳益下焦之品，如吴茱萸、丁香等。秋季腹泻多偏寒湿，上方可减去黄连、焦山楂，加灶心土、炒扁豆，或改白术、党参亦可用。

（本文发表于《浙江中医学院学报》
1986 年第 10 卷第 5 期）

# "对药"说

在配伍的方剂中，每每使用两味药物而组成"对药"。两者作用相承或相互制约，使其在方剂中发挥特殊作用。如表里兼顾，气血并调，脏腑同治，以调节病机，照顾病位的浅深，并可突出地治疗病情中的某一方面，或加强主病治疗而照顾兼证等。主要集中药物本身性能，或采取某方剂的精粹，运用于复杂的临床治疗，以求取得较为满意的效果。

当前国内外对于中药的研究，多为单味的药理组成、化学分析、动物实验如抗菌、抗癌、免疫等多方面的实验，从而更有利于对复方的多味药进行探讨，使中草药研究取得更大的进展。临床实践和药理研究证明，药物相互协同的特点，与"对药"应用有相似之处。对临床常用有效的"对药"应引起足够的重视。今整理部分临床使用的"对药"，仅供参考。

过去和现在的临床处方中经常使用两种药物的配伍，一般称为"对药"，这些药用大多是在"七方"中的偶方基础上逐渐衍化而成的（七方是指大方、小方、缓方、急方、奇方、偶方、复方），各以两味药配伍相合，而成为较为完整的方剂。对药的组成有多方面的作用，如相互协调、相互制约，也就是相承、相使，或相反。归纳起来，共同起到"协同"与"拮抗"的作用，是前人遗留的宝贵精粹。例如，左金丸中之吴茱萸与黄连，用意是刑金以制木，治肝胃不和、吞酸呃逆，后来处方中简便地用炒黄连。叶天士曾发展用苏叶与黄连，和胃止呕。其他如失笑散的蒲黄与五灵脂，金铃子散中金铃子与延胡索，良附丸中良姜与香附，六一散中滑石与甘草，交泰丸中黄连与肉桂，白金丸中的白矾与郁金，芍药甘草汤中的芍药与甘草，以及甘草桔梗汤、磁朱丸等。这些偶方大多加在方剂中配伍使用，以发挥其特有的效能。

在运用偶方的启示下，进一步选择复方中起主要作用的药味，如橘皮竹茹汤用竹茹、橘皮，旋复代赭汤选用旋复花、代赭石，泻白散中用桑白皮、地骨皮，二母宁嗽丸中用知母、贝母，二陈汤中用陈皮、半夏，丁香柿蒂汤用丁香、柿蒂，香砂枳术丸用木香、砂仁等。这些都是选择药方中的主要部分，使其突出地治疗复杂病情中的某一方面。

现介绍几则孔伯华先生临床常用的两味配伍药物：鲜芦根与鲜茅根、生石膏与薄荷、蒲公英与紫花地丁、板蓝根与僵蚕、知母与黄柏、牡丹皮与赤小豆、生石决明与牡丹皮。

### 1. 鲜芦根、鲜茅根

鲜芦根能清肺胃热、生津透表，鲜茅根有清热利小便、凉血止血作用，在外感时邪、温热斑疹、表里俱盛情况下同用，其功能既清表邪，又清里热，既清肺胃气分，又可凉营泄热，令热从小便出，使邪有出路。同时可配伍辛温表散药如荆芥穗，可减其辛温发散过汗之弊，发挥其退热达表作用，甘寒生津护阴而不恋邪。

### 2. 生石膏、薄荷

生石膏清热泻火，除烦止渴，清肺胃气分，解肌热；薄荷辛凉疏散风热，清利头目，疏卫分表热。两味合用表里、卫气、风热同清，并可互相协调制约。薄荷凉中有散，可协调石膏之呆板凉泻；而石膏又可制约薄荷之辛散，两者有清通灵活之妙用。

### 3. 蒲公英、紫花地丁

两者皆具有清热解毒、消肿散结作用，而蒲公英长于散气滞化毒热、行气消肿；紫花地丁长于清血热化壅滞，凉血行瘀。二者在清热解毒之中行气化瘀，而消肿散结，除治痈肿疔疮、皮疹湿毒、痔疮等证，且可治疗温毒发斑、疹色紫红、口腔溃疡、齿肿舌烂等毒热过盛之里证，适于急性热性病。现代医学认为二药具有较强的消炎抗菌作用。

### 4. 板蓝根、僵蚕

板蓝根能清热解毒，凉血利咽；僵蚕可祛风解痉，化痰散结。此二味配伍既清热解毒，又能利咽散结，一清一散，治一切咽喉热证。大凡温毒发颐、大头瘟等急性热性疾病，皆可应用。

板蓝根与僵蚕二味的配伍应用，虽非为偶方，但其选用自古方普济消毒饮。此方首见《东垣十书》，后经吴鞠通《温病条辨》中予以加减。原方十四味，减陈皮而加荆芥穗、金银花、芦根。并按病情，去方中柴胡、升麻以防过升而易引毒热上壅，疾病初起减黄芩、黄连，恐初期寒凉易致遏伏郁热，而肿毒不消。此方组成归纳其作用不外清热解毒，宣散疏风。而选用方中板蓝根、僵蚕为"对药"，板蓝根清热解毒，凉血利咽；僵蚕宣散疏风，消肿化结。一表一里，一清一散，尊古而不泥古，在去粗取精方面起到示范的作用。近有西学中的同志，在运用此二味药治疗咽喉口腔炎症方面，取得较为满意的效果，亦是继承与发扬之验证。

## 5. 知母、黄柏

知母滋太阴之燥热；黄柏伏相火上潜，治下焦湿热之腰膝酸软、头晕耳鸣、尿赤作痛。二药同为苦寒，一润一燥，互相协同，上清肺热，中化湿饮，下滋肾阴，壮水以制阳光。二药同用，肺、脾、肾三脏上、中、下同清，真为妙用而得心应手。

## 6. 牡丹皮、赤小豆

牡丹皮可清热凉血，赤小豆祛血分之湿热。两药合用可排除血热之痈脓，治疮毒、皮疹、肠痈等多种外科疾病。加炒栀子或青连翘，治丹毒。

**7. 生石决明、牡丹皮**

生石决明可育阴潜阳，清肝明目；牡丹皮清血分中热，兼可化瘀。二药同用可清肝血热，对肝阳上亢、肝风上扰之头晕头痛、目疾颤动等症，有明显效果，为清肝凉血之要药。热甚加龙胆草尤佳，可兼清血中湿热。

以下根据个人的临床体会介绍"对药"的临床运用及适应证。

# 一、解表散邪、止咳化痰类

**1. 葱白、豆豉**

温润通阳，解表散寒。治风寒感冒，发热无汗，鼻塞流涕，四末发凉，疹郁不出。葱白辛散，豆豉透邪，有如麻桂之发表解肌之意。二者透散外邪，比较温和，对外感时邪初起恶风寒、无汗者为宜。

**2. 羌活、独活**

散风热，祛风湿。治外感风寒湿邪，头项背腰痛，关节炎痹痛。羌活治上部、表部，独活治下部、里部，两药同用治内外周身之风寒湿邪。

**3. 杏仁、苏子**

宣降肺气，止咳平喘。治咳嗽气喘，胸闷便干。杏仁宣利肺气，长于治咳；苏子降肺定喘。两药同用咳喘并治。对体弱便溏者慎用。

### 4. 前胡、白前

宣降肺气，止咳下痰。治新久咳嗽痰喘。前胡宣肺止咳，白前降气下痰，两药同用咳喘并治。

### 5. 诃子、麻黄

止咳定喘。治小儿体弱作喘或久喘。诃子收肺止喘，麻黄散肺定喘。一收一散，互相配伍得效而喘平。

### 6. 紫菀、款冬

温润止咳，下气化痰定喘。治风寒咳嗽，久喘哮吼，咳逆不止。紫菀长于化痰，款冬长于止咳，两药同用咳喘并治，适于年老及小儿，虚实皆可，尤对体虚者为宜。

### 7. 苏子、葶苈子

泻肺降气，止咳定喘，化饮除痰通便。在《名医方论》说："苏葶丸治饮停上焦，攻肺喘满不得卧，面身水肿，小便不利。"葶苈苦降泻实邪，治痰饮气闭；苏子温润下气消痰，寒温同用降痰饮，止咳平喘。便溏者不宜，便干加莱菔子，降气定喘下气通便。

### 8. 桑白皮、地骨皮

泻肺清热，育阴退热。治小儿低热、肺热咳嗽。地骨皮本为育阴退蒸，但小儿非仅用阴虚低热，当外感高热不退时亦可适用。孔老以此味加用薄荷，治不定之表邪，除外感余邪未尽及寒热不定，其用药之妙，实出人意料。桑白皮用生不用炙，能清热降肺定喘。陈修园说："桑白皮不炒大泻肺气。"故对小儿喘憋、肺气不降者甚效。二者同用清热育阴，降肺止咳平喘。

### 9. 知母、贝母

滋阴降火，润肺止咳化痰。用治痰不易咳出、口干便秘。知母滋阴降火，治肺胃燥热；贝母化痰散结。二者同用可清热化黏稠之痰。

### 10. 青黛、蛤粉（黛蛤散）

清热化痰。适用于肺热咳嗽或痰中带血、小儿痰喘。《名医别录》说："青黛主诸热天行头痛，小儿惊痫下血。"现代用治白血病。陈修园说："青黛蛤粉丸治咳嗽吐痰，面鼻发红者，一服即愈。"蛤粉化痰。二者同用清热化痰，高热或表邪闭郁时不用，易于滞热，对佝偻病喉头软骨所致时而痰鸣者有效。

### 11. 天竺黄、钩藤

清热化痰，镇惊息风。治小儿惊搐痰喘，夜卧不安，加蝉衣治夜啼。天竺黄祛风痰清热，祛痰多于清热；钩藤清热息风，清热多于化痰。二者合用清热化痰息风。钩藤对肺炎痰喘有效。

### 12. 半夏、陈皮

理气和胃，化痰除湿。治咳嗽呕吐、脘痞湿痰。半夏辛开降逆，其止呕作用大于化痰；陈皮行气化痰。一行一降，调中除湿，止咳化痰。

### 13. 生姜、大枣

辛甘发散，调和营卫。生姜辛温助胃，大枣甘温益脾，适于风寒之证，阴虚燥热者不用。

## 二、清热解毒、滋阴降火类

### 1. 金银花、连翘

清热解毒，泻风火，透营热，治湿热痛疮、肿毒、斑疹。消肿散结，治瘿瘤结热。金银花甘寒芳香解毒，连翘苦寒泻十二经热，消肿散结，流通气血，清络热，内热外感、湿毒时疫皆宜。

### 2. 瓜蒌、知母

滋阴降火，止咳化痰，宽胸下气，治咳嗽便秘，肺胃同治。瓜蒌润肺降气，知母滋阴清热，治肺胃燥热。

### 3. 玄参、知母

滋阴降火，适于高热或低热、大便燥结、小便黄赤、肿疖、咽喉肿痛。陈修园说："元参（即玄参）除阴分之火则头目清。"玄参可代犀角用，其清热解毒作用大于养阴而不碍湿邪，加生石膏退时邪高热或午后热重，或气营两燔。玄参性寒能软坚散结，知母苦寒滋降，同用清热降火之力更专。

### 4. 瓜蒌、玄明粉

降热通便，润导缓泻，适于体弱便秘、津少热结。瓜蒌滋润降热，玄明粉软坚导便，并用降热导便，清肺泻胃。

## 三、芳香化湿、淡渗利水类

### 1. 藿香、佩兰

芳香化浊，和解表里。适于暑湿阻滞、中焦不畅、头晕恶心、发热身倦。藿香长于和里，佩兰长于解表，同用芳香化浊，和解表里。《名医别录》说：藿香"疗风水毒肿，去恶气，疗霍乱心痛"。藿香为小儿健脾之药，治暑湿热泻，脾胃运化不畅。

### 2. 菖蒲、郁金

开窍豁痰，利气宽胸。适于湿蒙心包，痰浊闭窍，嗜睡神昏，喘促胸高，脑炎后遗症失语，胸膈胀痛。《神农本草经》说菖蒲："主风寒湿痹，咳逆上气，开心孔，补五脏，通九窍，明耳目，出声音。"菖蒲辛温香窜开窍，祛湿除浊；郁金辛寒行气开痰，凉血破瘀；菖蒲助心阳，郁金利胸膈；合用辛开气血湿痰。

### 3. 苏梗、藿香

和胃止呕，行气化湿。治湿浊阻滞，头晕，恶心，食少，妊娠恶阻，小儿寒湿伤中，头晕，呕恶不食，面黄，脘腹疼痛。苏梗利气和胃，藿香芳香化湿浊，二者皆气香而温。苏梗长于利气，藿香多化湿浊和胃，并用行气和胃，调畅中焦，升清行浊。

### 4. 滑石、甘草

清暑利尿，治暑热便泻、尿少。柯韵伯说：滑石禀土中和之气，能上清水源，下通水道，荡涤六腑之邪热从小便而泄；甘草禀中和之性，调和内外，止渴生津，保元气而泻虚火。滑石通利三焦；甘草缓中益气，甘守津还，益气而不助邪，既清又补，既利又守。久泻或泻甚者不用，易于滑泻。尚可作防暑之剂，暑季代茶饮用。

### 5. 苍术、黄柏

燥湿清热，治内外湿邪、脾湿肾热、皮肤疮疡。加牛膝为三妙散，清湿热疮毒。苍术辛窜燥烈除湿，黄柏苦燥清热，同用清热燥湿。

### 6. 萹蓄、瞿麦

利水清热，通淋行瘀，除下焦湿浊。治小便不利、血尿、尿痛。瞿麦长于清热破血，萹蓄长于清热化湿利水，并用清热破瘀，化湿利水。

### 7. 云苓皮、炒秫米

健脾渗湿，行水利尿。治湿痰咳喘，食少便溏，浮肿尿少。云苓皮健脾渗水，炒秫米可益脾化湿，《本草纲目》说"秫米甘温益气，治脾胃虚寒，湿痢吐逆"，并用健脾行水，除湿化痰。

### 8. 抽葫芦、冬瓜皮

甘淡渗利，益脾行水。治肾炎或心脏性水肿、胀满、尿少、淋闭。冬瓜皮益脾清热行水，抽葫芦淡渗利水，并用益脾行水、利尿消肿甚为平和，为消水肿之要药。

## 四、祛风湿、除痹痛类

### 1. 地肤子、蛇床子

祛风湿，治疥癣、疮疡湿疹。止痒脱敏，治湿毒漫肿、阴痒。外洗治滴虫病。地肤子性寒，除湿热风邪；蛇床子苦温祛风湿。并用除风湿寒热之邪。

### 2. 千年健、追地风

除风湿，壮筋骨，强腰膝，理痹痛。治风寒湿痹痛，关节肿痛，拘挛麻木，筋骨疼痛，尤以膝痛为主，对日久者良。《本草纲目拾遗》说："以千年健合钻地风、虎骨、牛膝、甘杞子、晚蚕沙、萆薢浸酒服用，壮筋骨，理风痛。"

### 3. 狗脊、豨莶草

补肝肾，祛风湿。治虚实腰痛。陈修园说："狗脊风邪气之在骨节间皆能治之。"狗脊苦、甘，温，有强腰脊作用；豨莶草苦，寒，有治痹痛作用，故虚实寒热腰痛、痹痛皆可应用。

### 4. 杜仲、川断

补肝肾，强筋壮骨。治腰膝酸软或作痛，疗折跌筋骨，调奇经八脉，止白带崩漏。杜仲补肝肾，能直达下部筋骨气血；续断调补筋骨，流通血脉。二者补调为用。

### 5. 鸡血藤、木瓜

祛风行湿，养血荣筋。治风湿痹痛，手足拘挛，四肢麻木，腰酸腿痛肢痿及行经腹痛，可改善微循环。

陈修园说：木瓜利筋骨及血虚腰腿无力。鸡血藤养血荣筋，木瓜通络之中有除风祛湿作用。二药并用养血祛风湿，对关节炎久病血虚，筋失所养者甚宜，即"治风先治血、血行风自灭"之意。

### 6. 肉苁蓉、当归

荣养肌肉，温行经脉。治痹痛及肌肉萎缩，加鹿角其效更好。鹿角入督脉，兼能拓散瘀血，阴络之凝滞得运则行。肉苁蓉滋养肌肉，温行经脉；当归辛窜活血养血。同用荣养筋脉，活血达络，充养肌肉。

### 7. 盐橘核、荔枝核

行气化湿，治下焦湿浊、白带淋痛、腰痛疝气、痹痛。陈修园说：荔枝核散，治阴中肿大不消。荔枝行气散寒，橘核苦温，理气散结止痛。同用行气散寒，散结止痛，治疝。橘核行下焦之气，并温化湿邪，湿至下焦，温行得化。

## 五、调气血类

### 1. 枳壳、桔梗

理气宽胸膈，调节升降机能。治胸闷咳嗽气喘，脘痞胀痛。枳壳下气宽胸利膈，桔梗升达宣散，一上一下，调节升降机能。

### 2. 旋复花、代赭石

镇肝平逆，理气止血。治噫气不除。旋复花能旋转中气，调节升降，除中、上焦结闭，适于中满、胸闷、脘痞、呃逆、咳喘，代赭石可降血压，两药一转气一降逆，共调气机升降。

### 3. 川楝子、延胡索

疏肝泄热，理气止痛。治肝郁不舒、两胁胀痛、脘腹作痛、疝痛、肝区痛。陈修园说：川楝子引心包相火下行，从小肠膀胱而出；延胡索和一身上下诸痛。川楝长于疏肝理气而泄热，延胡索长于行血化瘀而止痛（延胡索为罂粟科，有强力镇痛作用）。两者合用治疗上下气血诸痛。

### 4. 丁香、柿蒂

温胃降逆，散寒止呃。治呕吐呃逆、胃寒作痛、小儿久吐久泻。丁香辛散，柿蒂平涩，一收一散调节胃气。丁香不能与郁金同伍。

### 5. 砂仁、木香

行气和胃止痛。治脘腹胀满或作痛，胃口不开。砂仁辛散，木香温行，一散一行，使气滞湿结得散，而胃气行则能纳，胃气通达故可思食。

### 6. 竹茹、橘皮

清虚热，和胃，降逆止呕，助脾胃运化，升清祛浊，一清一行调节脾胃。

### 7. 良姜、香附

疏肝理气，散寒止痛。治胃脘作痛、作呕、心腹痛。良姜辛热散寒，香附为气中血药，利气行郁。同用行气散郁，祛寒凝之瘀结。

### 8. 砂仁、刀豆

健脾益胃。治脾胃运化力弱、呃逆脘痞、胃寒作痛。刀豆利肠胃补肾元，砂仁辛开行气，刀豆调胃益气。一行胃气，一益胃气，共调益开胃（肾为胃之关，肾虚胃气合），对肾虚及病后不思食为宜。刀豆配麝香为末，吹鼻治鼻癌。

### 9. 乳香、没药

行气活血，散瘀定痛，消痈疽。治心胃痛及关节痹痛、卒暴下血。《名医别录》说："乳香主风水毒肿，去恶气瘾疹，没药止痛破血，金疮杖疮痔漏，疮疽目翳晕痛。"张寿甫说："乳香气香窜味淡，故善透窍以理气；没药气则淡薄，味则辛而微酸，故善化瘀以理血。"二药并用为宣通脏腑、流通经络之要药。乳香偏于理气，没药偏于化瘀，同用行气化瘀，胃弱食少者不用，易引起呕吐。

### 10. 三棱、莪术

行气破血，消积除痞。治气血瘀滞、胸腹胀痛、瘕积痞块、气胀。张寿甫："治心腹疼痛，胁下胀痛，一切血凝气滞之证……若细核二药之区别，化血之力三棱优于莪术，理气之力莪术优于三棱。"二者气血并治，有祛陈除旧生新之力。

### 11. 桃仁泥、杏仁泥

行气化瘀，气血两治。适用于咯血、胸脘瘀痛、便血、血闭痛经。同用畅达血瘀血结，逐旧而不伤新，

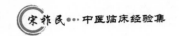

和络行气化瘀，捣泥取其油润滑通。

### 12. 白芍、甘草

调中和阴。治腹痛、月经失调、阴血不足、痢疾等。白芍育阴养血，甘草补中益气，共同甘酸化阴、调益气血。唐容川以此味名甲己化土汤，治一切血证生血乏源。

### 13. 蒲黄、五灵脂

活血化瘀，行气止痛。用治产后瘀血腹痛、心胃气痛。生蒲黄性滑而行血，五灵脂气燥而散血，皆能入厥阴而活血止痛。蒲黄行血，用炭止血，加山楂可推陈致新。五灵脂不能与人参同伍。

### 14. 厚朴花、玳玳花

开郁化湿，舒肝畅脾。适于胸脘痞闷、心烦抑郁、不欲饮食，对体弱肝郁者为宜。厚朴花化湿行气畅脾，玳玳花舒肝解郁畅神，同用舒肝畅脾。

### 15. 佛手片、合欢花

畅心神，舒肝解郁，醒脾。治闷闷不乐、癔证、因忧思而饮食减少，或食后脘闷。佛手畅心脾，合欢花安神解郁。并用畅心脾，舒肝解郁，宜于体弱或妇女不悦之证。

## 六、调脏腑阴阳类

### 1. 黄连、肉桂

寒热并用，交通心肾，引火归源。治失眠多梦，反佐治痢，治湿热互结痢疾、腹中绞痛，湿热相结，寒药不得入。反佐肉桂温行化湿，黄连得以清热燥湿。

**2. 天门冬、麦门冬**

肺肾双滋，增长之源。治阴虚低热、火逆上气；用治咽喉不利、干咳或痰中带血、消渴。肺燥必耗下源，麦冬滋上源之水，天冬增下源之水，则燥可得润。

**3. 女贞子、枸杞子**

滋补肝肾，调经脉，壮筋骨，明目。治腰膝酸软、头晕耳鸣。女贞子偏于补肝，枸杞子偏于补肾，肝肾同补，滋填元阴。

**4. 莲须、芡实**

收涩脾肾，止泻摄精气，通小便，敛中有清。适于虚中有邪，既清又补。陈修园说：治阴虚火动梦遗，加龙骨、乌梅治精气虚、滑遗不禁，名龙莲芡实丸。

**5. 莲肉、扁豆**

清补脾胃。治热病后脾虚胃弱，或脾运不健、食少便溏、倦怠乏力等，对不适于温补大补者为宜。是补中有清，兼化湿邪，对小儿过食生冷，伤于脾胃，面黄消瘦、腹痛者为宜。莲肉健脾，往往助热生火而肿齿烂舌。

**6. 茯苓、甘草**

益心脾。治心悸气短、消浮肿。陈修园说：茯苓气平入肺，味甘入脾，肺能通调，脾能转输，其功皆在于利小便。茯苓淡渗，甘草甘守故能益心脾。甘草可致浮肿、高血压，茯苓淡渗可祛甘草之壅，同用益心脾之气。茯苓可减轻甘草的副作用。

### 7. 柏子仁、炒枣仁

益心气，养肝安神，润便。治心悸气短，失眠多梦。柏子仁助心气，枣仁养肝安神，同用益心养肝。

### 8. 生龙骨、生牡蛎

育阴潜阳，镇惊安神。适用于阴虚肝旺，心肾不交，心神不宁，失眠多梦，遗精便溏，崩漏白带。张寿甫说："龙骨质最黏涩，具有翕收之力，故能收敛元气，镇安精神，固涩滑脱。"陈修园说龙骨："若与牡蛎同用，为治痰之神品，今人只知其性涩以止脱，何其浅也。"牡蛎确能软坚化痰，育阴潜阳，龙骨镇惊安神收涩，同用育阴化痰，收涩安神。

### 9. 生牡蛎、浮小麦

育阴潜阳，固敛止汗。治阴虚盗汗，卫气失固，大病久病、热病之后，动则汗出，心肾不交之心烦自汗。《别录》说：小麦甘寒主客热，利小便，止咽燥烦渴，养肝气而止漏血吐血。牡蛎固敛，小麦止汗，并用固敛止汗。此二味既可止盗汗，亦可止自汗，尤以小儿时用之更验。

### 10. 鹿角胶、龟板胶

填补阴阳，充养奇经八脉。治阴阳两虚，精血不足，任督失调，低热血弱，腰膝软痛，头晕耳鸣，遗精带漏，小儿五软，诸虚百损。《黄帝内经》云："形不足者，温之以气，精不足者，补之以味。"鹿角胶补督阳，龟板胶补任阴，同用阴阳双补，大补精髓，益气养神，对再生障碍性贫血及血小板减少者为宜。

### 11. 山药、黄精

补脾气益脾阳，补脾血滋脾阴。治脾虚血少，面黄消瘦，食少身倦。张寿甫说：山药色白入肺，味甘归脾，液浓益肾，能滋润血脉，固摄气化。其以一味薯蓣饮治发热，或喘，或嗽，或心中怔忡，或小便不利，大便滑泻，善用此味于各方中。二者并用可补脾之气血阴阳。

### 12. 炒谷芽、炒稻芽

调脾胃，助消化，增饮食。治食滞腹胀闷气。《别录》说：谷芽消谷下气，主寒中，除热导滞。用于消面或米类滞食，较其他导滞药，有增进饮食、生发胃气、消滞而不伤胃的优点。

（本文刊载于《中国中医百年百名中医临床家——宋祚民》327 页）

# 第三章 弟子学生传承篇

## 宋祚民恩师治病经验

吴普增

　　1963 年密云县"乙脑"流行，宋祚民老师受北京市卫生局委派来密云县医院指导，协助救治。借此机会，我有幸与宋老师相识，陪其查房会诊，在短短的一周内，宋老师在"乙脑"病房，挨个诊视患儿，询问家长其孩子的病情，诊脉、听诊、开方给药，并叮嘱家长注意事项，告诉护士喂药的技巧。在宋老的精心医治下，很多昏迷的患儿有了知觉，能够张口喊"妈妈"了，抽风的孩子也能够翻身了，那些绝望了的患儿父母脸上露出了微笑。全科的大夫、护士全都为宋老师的高超医术和一切为救患儿不分昼夜、全心全意为病人服务的精神所感动，并由衷地敬佩宋老师。这一切让我看在眼里，记在心上，不由自主地就产生了拜师的念头。后经当时北京中医学校教导主任陈彤云的同意，沈云峰校长批准，我终于实现了拜师的愿望。

　　宋祚民老师在治疗痰热内闭型"乙脑"出现昏迷时，常用的方法是：白矾郁金汤加牛黄，鼻饲灌入后2小时吸出浓痰，能够很快使患儿转危为安。宋老曾经治疗一个"乙脑"患儿刘振山，男，12岁，昏迷半个月，高热不退，神志已昏迷，全身挺直如僵尸，宋老看了舌脉后，吩咐给患者用：白矾2g，郁金10g，牛黄0.5g，水煎灌服，每日分数次灌下。3天后，患儿醒来后，一睁眼叫"妈"，家长欣喜若狂，万分感谢宋老。

　　又过了数年，白啸山老师带学生来密云实习，我陪同白老师和同学们到病房会诊，遇到一位韩姓厨师患肺炎，高热、烦躁、憋气、喉间痰鸣漉漉，吸之不出，患者难受得直喊救命，白老师看过病人后，对我说："这人是痰热壅肺，憋的，你说怎么治呀？"我思索片刻，突然想起宋老师治"乙脑"用的白矾郁金汤加牛黄，就请教白老师："您看用白矾郁金汤加牛黄，行不行？""好！这个方子能清痰开窍醒神、退热，这是宋老师的绝招，教给你记住别忘还这么用。"果然用一个小时后，患者胶黏的稠痰出现了松动，又过了半个小时从患者喉中吸出了筷子样的稠痰，患者转危为安，感动地哭了起来："大夫是你救了我的命啊。"

　　我拜师后，当时中医教材比较稀缺，到处都买不到，加上家中生活比较困难，那些比较厚的中医书也买不起，老师把中医学校手工刻印的《黄帝内经》

《伤寒》《温病》等教科书和自己编写的教案送给我，供我学习使用。当时北京中医学会每个月都组织学术报告会，基本上都在城里，所以，每次听课的前一天晚上我就去北京城里，住在学校或老师家里，宋老师不仅为我安排食宿，还同时给我讲解学习及临床看病中遇到的疑惑和难题。

"文化大革命"开始后，在那知识分子接受贫下中农再教育的动乱年代，老师被下放到密云山区石城医疗工作队，实行"三同"，白天采药、看病，晚上编写教材，为赤脚医生讲课。这也给了我跟师学习的大好机会。当时，密云县老中医相继病故或受到冷落，中医科只剩下我一个大夫，要承担密云县医院内、外、妇、儿各科会诊，在"一根针、一把草中西结合"的口号下，几乎住院的重病人都要找中医会诊，而对年轻的我确实困难多多。我在除去查房以及出门诊外，就跑去向宋老师请教及讨要治疗方法，尤其是遇到重病人时，还得接宋老师来县医院亲自看病人、查房会诊。有时来不及，就带病人去找宋老师，或打电话去求治，宋老师总是不厌其烦地为我答疑解惑，使我得以在临床实践中学习治疗疑难病的方法与思路。例如密云县臧福田县长因患扁桃腺炎发热、音哑，经西医输液服用抗生素 1 周，仍高热不退、喑哑加重，我带着问题请教宋老师，宋老师看过病人后，采用清宣解表、养阴清热、散结的大法，给予菊花、桑叶、桔梗、鲜芦根、鲜茅根、板蓝根、僵蚕、金银花、连翘、元参、鲜生地、山慈姑、薄荷、生石膏等药，仅服用 3 剂药，只用了 1.38 元钱，就治好了西医花费几百元钱后，都没治好的病，令人赞叹不已。

中医认为，肾司开合，并司职二便。对于小儿遗尿一病，其治疗的重点在肾，宋老师常用菟丝子、桑螵蛸、益智仁、枸杞子、五味子、生龙齿、车前子等药，若病久可加附子，临床效果非常好。密云百货公司经理王福海之子，26 岁，要结婚了还在尿床，经用此方 5 剂就痊愈了，至今已有 50 多岁了，未再复发。

在培养中医后辈的方法上，宋老师从不囿于一家之说，他认为，每一位中医前辈都有其特长，每一家学术观点都要学习。他为培养我的临床思路和造就一个有用之才，常常教我"勤求古训，博采众长"，经常带我去拜访有临床特长的老教授、老专家，以提高我的医疗水平。比如：曾经请赵炳南教我用大豆皮治疗天疱疮，请夏寿仁教我井、荥、输、经、合取穴，向陈彤云请教如何用清热利湿法治疗斑秃，向王玉章请教用清热软坚化痰法治疗脑瘤，向宛海洪请教用归脾汤加味治疗心肌炎，向宗维新请教用瓜蒌薤白汤加苏木降香治疗心绞痛等等，这些老前辈的医疗经验为我以后的临床应诊打下了坚实的基础，也打开了我日后治疗疑难杂症的思路。

在恩师的精心培养和教育下，1990 年我被晋升为密云县中医界第一任中医副主任医师，恩师那种"医诚方善，救世济人"的精神是我永远学习的榜样。今日，借此机会将宋老的治疗疾病的点滴一二，奉献给大家，与大家共享。

## 附：第一作者简介

吴普增，男，副主任医师，密云县医院中医科原主任。1958 年在密云县医院中医科学徒，1964 年拜宋祚民为师。此后，跟师学习数载，并不断请教，使医疗水平不断得以提高。1997 年退休。目前，在密云县城吴普增诊所悬壶。擅长治疗温热病、咳喘病、胃脘痛、高血压、糖尿病等中医常见病及疑难杂症。

# 孔伯华、宋祚民治疗小儿惊风的经验

叶明　李建　宋文芳

孔伯华（1884—1955），京师四大名医之一，自幼秉承家学，刻苦钻研中医古典医籍，注重临床实践，强调治病必求其本，擅长治疗温病，对杂病亦有较深见解。今将孔老治疗小儿惊风的思路和经验介绍如下。

惊风抽搐为临床要证之一，有搐、溺、颤、掣、反、引、窜、视惊风八候之说。惊风又分为急惊风、慢惊风。在临床中，急惊风属阳为实证，最为多见；慢惊风属虚或为虚实夹杂，较为少见。惊风的病因一般认为是风、热、痰、食。《古今医统》云："热盛生痰，痰盛生惊，惊盛发搐。"《太平圣惠方》则认为："乳哺不调，脏腑壅滞，内有积热，为风邪所伤，入舍于心之所致也。"孔老认为，惊风抽搐多为肝家热邪素盛，每为邪袭，内外并病，或内闭实热，引动肝风。其热可为肝胆热盛，热蓄于中，外为邪束而发壮热，热极生风而惊。亦可为肝胃热盛，热伏于里，迁延日久，郁而化火，发为惊风。婴幼儿不知饥饱，乳食过量，积而化热，亦可发惊。

孔老后人收集其医案，成《孔伯华医集》1卷，其中收入小儿惊风抽搐医案19则，成人抽搐6则。归其类，有如下特点。

## 一、以镇惊息风、止抽定搐为大法

25则中，肝胆热盛15例，痰热证6例，食滞化热4例。孔老认为，惊风抽搐以食、火、痰、惊为主证。食证的特点为：有暴饮暴食史，口臭，舌苔黄白厚，大便秘结，面赤而惊；火证的特点为：面红目赤，口舌生疮，壮热不退，抽动有力；痰证的特点为：喉间痰鸣，舌苔黄腻；惊证的特点为：面青易惕，神情呆滞。虽有如此之分，临证之时的表现，必会有所偏重，或并重。故在临证之时，虽有食、火、痰证，但总以惊风抽搐为表现，故应根据其临床表现的不同、病情的轻重、邪气的深浅主次，在施以清热、化痰、导滞、疏表、表里内外兼治诸法之外，皆以镇惊息风、止抽定搐为大法及主旨。

## 二、配以中成药同服

纵观孔老医案，其常以中成药配在汤剂之中同服，以加强疗效。其用法：可以布包同煎；亦可分冲、分吞或和入；其用量：可为一粒；亦可为四分之一粒或六分之一粒；也可分二次化入。用法之灵活、多样，为其他老中医多有不同。笔者通过对病案的分析，认为之所以有上述之不同，与患儿的病情轻重、年龄大小不同有关。

孔老喜用的中成药有太极丸：表里双解、清滞热、通腑气；牛黄镇惊丸：镇惊安神；牛黄抱龙丸：镇惊息风；至宝锭：凉化导滞；磁朱粉：重镇息风；紫雪丹：清热通腑；安宫牛黄丸：清热息风开窍；苏合香丸：芳香开痰；羚羊粉：清肝息风；益元散：清化和中。

## 三、治惊常用药

生石膏、生石决明、磁石、钩藤、薄荷、竹茹、莲子心、龙胆草、知母、地骨皮、杏仁、全蝎、桑寄生等。

便秘者，加酒大黄、莱菔子、元明粉。

## 四、孔老用石膏

孔老喜用石膏，而得"石膏孔"之美名。一般人皆谓石膏味辛凉、性大寒，孔老认为，石膏之味是咸而兼涩，之性凉而微寒，是清凉退热、解肌透表的专药，凡内伤外感，病确属热，投无不宜。

《神农本草经》记载：石膏性微寒，宜于产乳，主治口干舌焦不能息。《伤寒杂病论》有十余个方子用石膏，如烦躁、渴、喘、呕吐等，用之无不效。孔老十分赞赏及钦佩，于是宗先圣之大法，参后贤之精议，据临证之所验，认为石膏体重能泻胃火，气轻能解肌表，生津液，除烦渴，退热疗狂。孔老告诉后人：石膏一药，遇热证即放胆用之，起死回生，功同金液，能收意外之效，绝无偾事之虞。

## 五、孔老用药小经验

我师宋祚民系孔老亲传弟子，其回忆：孔老在治疗惊风抽搐时，常用少量麻黄（0.3g）伍以生石膏（24g），以轻灵祛风达窍；治中风，常用辛夷清宣疏风，用穿山甲通脑络，其开窍通络的作用，比水蛭等药稳妥，不破血，又能活血化瘀；对抽脊髓检查的患儿，常在方药中加入䗪虫，以续绝伤；对神情迷离的脑病患儿，可用十香返生丹配合汤药服用效果好；在用丸药时，孔老喜欢将安宫牛黄丸与苏合香丸合用，二药配合，凉开温开并用，豁痰开窍，息风通络，对急症效果好。对急症稍缓和一些的病人，孔老常将牛黄清心丸和大活络丹配合应用，与安宫牛黄丸与苏合香丸合用有异曲同工之妙，同样具有豁痰开窍、息风通络的作用。

## 六、孔老后人治验

我师宋祚民1940年入孔老办的北平国医学院学习，毕业后，又在孔老身边随侍伴诊三年，深得孔老喜爱而得其真传甚多。行医六十多年，将孔老的经验融化在张张处方中，并有所发展。2005年宋老治疗一脑病患者，疗效颇佳，介绍如下。

徐某，男，5岁。2005年3月1日初诊。家长诉：患儿因视物不清，呕吐抽风，伴智力低下3年，因久治不愈而求诊于宋老。患儿每晚睡前尚无不适，睡后10～15分钟，即先作呕恶伸舌，随发抽动，先左手后右手瘛疭，继而下肢腿脚搐动，伴呼吸急促，面色发绀，每次需到附近医院急诊抢救：吸氧、针刺、输液等，30～60分钟方见苏醒。医院专家检查，患儿脑髓窍肿胀，脑干增宽，化验检查：巨细胞病毒阳性，1:6400。故确诊为巨细胞病毒感染。由于长期服用西药，不能控制病情，即请中医诊治。

现症：患儿语言不清，只能在1m之内看到其家人，但视物不清，不能分辨颜色，有时不能辨别父母。其眼内视，面黄消瘦，白天时时伸舌，情不自禁，搬凳移椅时时不停，身体乱动。每晚睡后10～15分钟出现呼吸不均，烦躁欲呕，喉间痰声辘辘，随即瘛疭抽搐，面唇发绀。纳食一般，大便日行一次，舌质淡红、苔白略厚，脉象弦滑见细。中医证属：邪毒侵袭脑髓，痰浊阻滞，清窍不利，蒙蔽神志，肝风内动。宜用镇肝息风，利窍豁痰，逐瘀通脉，醒神明目之法。药用：胆南星5g，法半夏6g，石菖蒲10g，川郁金6g，生石决明20g，白蒺藜10g，杭菊10g，杭芍10g，天麻10g，钩藤10g，地龙10g，威灵仙6g，全蝎3g，穿山甲珠3g，夜明砂6g，水红花子10g，忍冬花藤各10g。

患儿服用上方加减治疗1个月，抽动次数已逐渐减少，于睡前呼吸不匀时易于发作，但时间短，当抽搐较重时或连日频发，上方即加僵蚕、蝉衣，亦曾用过蜈蚣数次，或全蝎加量由1.5g至5～6g。舌苔厚纳食差时，则加用鸡内金；咽红便干时，加用连翘或决明子，再服。

服药至8月份，儿童医院测试：智商较前提高，回答问题回应快速，反应较前灵敏；但视野仍窄，视力差，经查眼底可视到中枢部有白斑。服药至11月份，曾患感冒1次，高热达到39℃，但未见抽风发作，服药至第二年2月，其言语清晰，可数至100，还可背诵简短诗句，其视力可数芝麻粒，能辨别颜色。经查病毒已阴性（由1:6400到1:400）。又服中药1月，停中药，患儿共服药数百剂。其面已见丰润，体质壮实，纳食二便正常。精神好，反应灵敏，智能、智商、视力皆逐渐近于正常同龄儿童。

此患儿西医诊为：巨细胞病毒性脑炎。中医证属：痰浊阻滞，肝风内动。故以镇肝息风、利窍豁痰为大法。方中石菖蒲、川郁金、胆南星、法半夏利窍豁痰；生石决明、白蒺藜、天麻、钩藤镇肝息风；威灵仙、地龙、全蝎息风通络；杭芍、水红花子育阴柔肝；杭菊、忍冬花、藤柔肝明目、清除毒邪；山甲珠宣窍逐瘀、疏通经脉，直达病所；夜明砂活血消积，去翳明目，治惊悸目盲。

宋老依孔老治惊风之法，虽火热不重，但痰浊偏盛，引动肝风，用石菖蒲、川郁金、胆南星、法半夏利窍豁痰；再以生石决明、白蒺藜、天麻、钩藤镇肝息风；配以通络柔肝、宣窍逐瘀、疏通经脉、活血消积等综合调理，1 年余，终见效。

总之，孔老治疗小儿惊风抽搐以食、火、痰、惊为主证。以清热抑惊、化痰息风、导滞镇惊、芳化疏表、表里内外兼治为大法。灵活掌握，以达到治惊息风、止抽定搐为目的。

## 附：第一作者简介

叶明，男，1954 年出生，北京大学第一医院中医科副主任医师。1983 年毕业于北京中医学院，获学士学位。曾任北京市崇文区龙潭医院中医科主任，后任交通部北京交通医院中医科主任，现为北京大学第一医院中医科副主任医师。北京中医药学会肿瘤专业委员会委员。从事中医临床工作 30 年，对反复性鼻出血、原发性血小板减少性紫癜、功能性子宫出血等出血性疾病和恶性肿瘤的中医药治疗有独到见解，擅长应用中医药治疗反复性鼻出血等出血性疾病及肺癌、胃癌、结肠癌、乳腺癌、卵巢癌、膀胱癌等恶性肿瘤。在《中医杂志》《北京中医》等期刊发表学术论文 12 篇，在《健康报》《家庭中医药》《中国医药报》《健康咨询报》《上海科技报》等报刊杂志发表卫生科普文章 220 余篇，主编了《重在调养》《自调自养》《中医养生 100 术》《常见疾病中医自疗 100 术》《实用考试速记中药》等主要论著 10 余部。合作科研"降糖消渴汤的临床验证"获北京市崇文区科技进步奖，"鼻腔止血栓"获上海第五届"星火杯"非职务发明奖。1985 年获"北京新长征突击手"、北京市"五四奖章"等荣誉。

2004 年 11 月拜国家级名老中医宋祚民为师，经常聆听宋老师的教诲，不断吸取宋老师的经验，熟练地运用宋老师的悦脾汤，解决了肿瘤患者放、化疗后的胃肠道反应，参加全院肿瘤病人的会诊，受到同道们的好评，也得到宋老师的认可。

# 悦脾汤临床应用十法

李建

悦脾汤为宋祚民教授积 50 年临床经验，用以调理小儿脾胃而创制。悦者，喜也；悦脾者，即使脾悦，乃令呆滞之脾土喜悦而行正常之升清、运化、统血等功能。悦脾汤专为调理中焦脾胃而设，是调脾之基础方剂。本方加减可治疗多种疾病。

祖国医学认为，脾为后天之本，胃为水谷之海。胃气盛则受纳如常，脾气旺则运枢自如。脾胃协调，则清气得升，水谷精微输布五脏六腑、四肢百骸，浊气得降，糟粕下行大肠，浊液下输膀胱。诸多病因损伤脾胃，脾胃失调，枢机不利，百疾顿生。因此，脾胃功能正常与否，对常人及患者均是十分重要的。悦脾汤即为调理中焦脾胃而设制，无论何疾，只要其具有脾胃功能失调之证，即可以本方加减治之。

## 1. 悦脾汤药物组成

藿香、苏梗、竹茹、佛手、焦四仙、天花粉、乌梅、砂仁。

## 2. 中医功用

调脾和胃，升清降浊。

### 3. 主治

脾胃失调之厌食、呕吐、腹痛、腹胀、腹泻、便秘、夜啼、汗证等。

### 4. 方解

本方以藿香和胃、芳香化湿为主药。该药辛微温，入脾、胃、肺经，为和中之要药。如《本草正气》所言："藿香芳香不嫌其猛烈，温煦不偏于燥烈，能被动除阴分湿邪，而助脾胃正气。"苏梗畅气和胃，升降枢机；佛手醒脾和胃，行气止痛；砂仁芳香醒脾，行气开胃为方中辅药。天花粉清热生津，乌梅敛津健胃，二药合用，酸甘化阴；竹茹清胃止呕；焦四仙消食导滞为方中佐制之品。全方具有调理脾胃、升降枢机、促进脾胃运化功能的作用。

### 5. 加减

厌食者，加玉竹、鸡内金、莲子肉。呕吐者，加半夏、刀豆子、橘皮等。腹痛者，加木香、丁香、高良姜、炒白芍等。腹泻者，加苍术、炒薏米、茯苓等。便秘者，加决明子、生何首乌、肉苁蓉、鲜藕等。腹胀者，加大腹皮、厚朴、枳实或枳壳等。夜啼者，加钩藤、蝉衣、乌药、高良姜等。衄者，加藕节、棕榈炭、仙鹤草、茜草等。汗证，加生黄芪、煅牡蛎、浮小麦等。

### 6. 临床应用十法

（1）运脾开胃法

本法主要用治厌食证。症见厌食，或不思饮食，甚则拒食，强迫进食可引起恶心呕吐，面黄消瘦，倦怠乏力，手足心热。舌红、苔白或见剥苔，脉弱或细。厌食患儿多以运化功能失调为主，故其治疗"贵在运、而不在补"，常用药：藿香、苏梗、竹茹、佛手、焦四仙、天花粉、乌梅、砂仁、鸡内金、玉竹、莲子肉等。

**典型病例 1** 何某，女，5 岁。患儿纳少，无食欲近 3 年。患儿消瘦，面色萎黄，头发稀疏，时有腹痛，大便偏干，2～3 日一行。易感冒，每月感冒 2 次以上，体重仅 13kg。舌淡红、苔薄，脉细弱。证属脾胃失调。治宜运脾开胃。方药：藿香 10g，苏梗 10g，竹茹 10g，佛手 10g，焦四仙 15g，天花粉 12g，乌梅 6g，砂仁 6g，鸡内金 6g，玉竹 10g，草决明 10g。

服上方 7 剂，患儿食欲明显好转，原方不变，又服 7 剂，患儿食欲好转，腹痛消失，大便转软，一日一行，面色转红润。嘱家长要适当控制小儿食量，以防食滞。又予 7 剂，每 2 日服 1 剂。半月后，患儿体重有所增加，自服药后，未患感冒，饮食正常。

按语：脾胃为后天之本，小儿生长发育全赖于脾胃运化水谷精微，以滋养全身各脏腑及四肢百骸。脾胃失调，不仅会出现厌食等受纳运化功能失调的症状，还会影响小儿的生长发育。如本例患儿虽 5 岁，但厌食已 3 年，体弱多病，身体瘦小，小于正常体重的

28% 等。治疗此类患儿的重点是开胃助运化、调理脾胃，但不能应用大剂补药。此阶段饮食的调理亦十分重要，不宜服用寒凉之品，也不可因小儿胃口已开而予大量鱼肉等食物，此类食物对小儿脾胃功能的恢复十分不利，且容易引起病情反复。因此，厌食患儿在相当时间内要忌食寒凉。

（2）醒脾和胃法

本法适用于呕吐患者。症见呕吐，纳差，腹痛隐隐，二便不畅，面色苍黄，鼻头青暗，舌淡红、苔白厚腻，脉弦滑。此型呕吐为脾湿不运、胃气上逆所致，故应治以醒脾和胃，降逆止呕。常用药：藿香、苏梗、竹茹、佛手、焦槟榔、姜半夏、砂仁、刀豆子等。

**典型病例2** 于某，女，11 岁。呕吐半月。患儿半月前，1 次食雪糕5 支，此后出现胃脘不适、呕吐。呕吐物初为胃内容物，后为清涎，日吐3～5 次，常在食后1 小时即吐。伴食欲不振，头晕头沉，倦怠乏力，大便3～4 日一行。曾在附近医院服胃复安、维生素 $B_6$、乳酶生等，效果不佳。患儿舌淡红而润，苔白腻，脉滑微弦。证属脾湿胃反，中气上逆。治宜降逆和胃，醒脾化湿。方药：藿香10g，佩兰10g，竹茹30g（先煎），苏梗10g，佛手10g，焦槟榔6g，姜半夏6g，砂仁3g，刀豆子10g，橘皮6g，生姜2 片。患儿服药半日，自觉心中见舒。第2 日起未再呕吐，第3 日恶心消失，似有食欲，头晕减轻。又服4 剂，诸证皆消。

为巩固前效，前方减竹茹为 10g，去刀豆子、生姜，再予 5 剂，调理善后至痊愈。

按语：呕吐一证，多见于饮食不洁或饮食不节之后，又以夏季多见。脾为湿脏而喜燥恶湿，夏季炎热多湿，病邪易犯脾经。此患儿惧炎热而 1 次食雪糕 5 支，寒凉之物入腹而伤及脾胃之气，脾运不健，胃气上逆而反，故见呕吐、胃脘不适等。湿浊上扰清阳而见头晕头沉，舌润而苔腻，故予降逆和胃、醒脾化湿为大法，加刀豆子、姜半夏、橘皮加强降逆止呕功用，以佩兰佐藿香芳香化湿，以生姜温中止呕燥湿，故呕渐止。本方在煎煮时，应注意将竹茹先煎 20 分钟，再入他药煎煮。服药时，可少量频服，此为防呕吐之法。煎服法得当，则事半功倍矣。

（3）温脾止痛法

本法主要应用于脾胃虚寒之腹痛证，如肠痉挛、胃溃疡等疾病。症见腹痛，以脐周、脐上、脐下部位为主，不欲进食，食则痛甚，喜按，得温则舒，面色萎黄，便溏，舌淡红、苔白，脉沉弦。常用药：藿香、苏梗、竹茹、佛手、焦槟榔、砂仁、木香、丁香、高良姜、白芍、甘草等。

**典型病例 3** 齐某，男，12 岁。腹痛半年，以胃脘部为主，喜温喜按，空腹及食后疼痛加重，腹胀，食欲不振，大便溏薄，臭味不大。胃镜检查示：浅表性胃炎，十二指肠壶腹溃疡。曾服三九胃泰、乐得胃等治疗，未见明显效果。患儿面色萎黄，气池晦暗，舌淡红、苔白，脉弦细。证属脾胃虚寒，气滞作痛。治宜温中行气止痛。方药：藿香 12g，苏梗 10g，竹茹 10g，佛手 12g，焦槟榔 6g，砂仁 6g，木香 6g，丁香 3g，大腹皮 10g，高良姜 6g，半夏 6g，炒白芍 10g，甘草 6g。服 5 剂后，胃脘痛明显减轻，纳食仍不佳，大便溏薄，舌淡红、苔薄白，脉弦细。继服 5 剂，胃脘痛消失，纳食增加，腹胀消失，大便成形。一月后，患儿饮食不节，再次出现胃脘痛，但其程度及时间均较前减轻、缩短。伴纳呆、干哕。舌红、苔白，脉弦细弱。中医辨证：脾胃本弱，饮食不节，更伤脾胃。再以温中和胃、佐以导滞治之。方药：藿香 12g，苏梗 10g，竹茹 10g，佛手 12g，焦四仙 15g，半夏 6g，砂仁 6g，大腹皮 6g，枳壳 3g，丁香 3g，黄连 3g，鸡内金 3g，大黄炭 3g。服 1 剂半，胃脘痛止，服完 5 剂，纳食渐转正常，干哕消失，无其他不适。舌淡红、苔白，右脉仍弦。上方加生薏米 18g 巩固之。患儿又服 27 剂后，到原医院复查胃镜示：原溃疡及胃炎征象消失。

按语：本例患儿经胃镜检查诊为浅表性胃炎及十二指肠壶腹溃疡。经用西药治疗半年，疗效不明显。本病属中医"胃脘痛"，一般分为脾胃虚弱、肝郁乘脾、气滞不通、瘀血内阻等型。此患儿属脾胃虚弱型。其自幼喜食冷饮之物，损伤脾胃，中焦运转枢机不利，气滞中焦，不通则痛。因此表现为胃脘疼痛、纳呆、腹胀、面色萎黄、气池晦暗，均为脾胃虚弱之象，故采用温脾调中止痛法治之，诸证渐减。治疗期间患儿饮食不节致证情反复，观其舌脉，仍为脾胃虚弱所致，故在原法之上，佐以消导而收效。

（4）补脾止泻法

本法适用于脾虚型泄泻。症见大便黄稀或溏薄，日行 3～5 次，或有腹部隐痛，纳呆，倦怠乏力，面黄，气池暗。舌淡红、苔白，脉濡滑。常用药：藿香、苏梗、竹茹、佛手、焦榔、乌梅、茯苓、苍术、防风、生薏米等。

**典型病例 4**　纪某，女，4 个月。2 月前患儿家长以肉松喂患儿，从此患儿大便转稀，1 日 3～5 次。前日夜间受寒，昨日大便 10 余次，为黄稀便，有泡沫，伴纳少、腹胀、不吐。舌淡红、苔薄白，指纹淡红。证属中焦虚寒，脾失健运。治宜补脾温中止泻。方药：藿香 6g，白术 6g，苍术 6g，茯苓 10g，防风 6g，乌梅 6g，炒薏米 10g，苏梗 6g，佛手 6g，干姜 3g。服药 3 剂，精神好转，大便次数明显减少，日仅一行，仍为溏便，再以上方加莲肉 6g、煅牡蛎 15g。又服 4 剂，大便成形，1～2 日一行，腹胀消失，纳食增加，予小儿启脾丸，每次 1/3 丸，日服 3 次。服 10 天后，患儿一切正常。

按语：腹泻一般可分为伤食、脾虚、湿热、肾阳虚等证型。结合小儿的生理特点，临床以脾虚型及伤食型泄泻最为多见。此小儿年方 4 个月，家长便喂以肉松，损伤其本不足之脾胃，致脾失健运，清浊不分，下走大肠而泄泻。又加腹部受寒，腹内脾胃及大小肠等脏器受寒，而加重腹泻。今采用补脾温中止泻，乃提纲挈领之法，故以悦脾汤加白术、苍术、茯苓健脾补脾，干姜温中补脾，后又加煅牡蛎收敛固涩，使病情日渐好转，终得痊愈。

（5）养脾润燥法

本法应用于胃津亏乏、腑气不畅之便秘。症见大便秘结，或如羊矢状，一日一行，或数日一行。伴厌食，或口干欲饮，烦急不安，尿少。舌红少、苔欠津，脉细数。常用药：藿香、苏梗、竹茹、佛手、焦四仙、天花粉、乌梅、石斛、砂仁、鸡内金、生何首乌、鲜藕。

**典型病例5** 贾某，男，4 岁半。患儿自幼人工喂养，大便素干，时常 1～2 日一行，每每临厕努挣，解下数枚粪球，家长时以开塞露、小儿牛黄散用之，并不久效。患儿平素烦急易躁，尿黄，舌红、少苔欠津，脉细数。证属阴津不足，腑气不畅。治宜养脾滋阴，润燥通便。方药：藿香 10g，苏梗 10g，竹茹 10g，佛手 10g，焦四仙 20g，天花粉 5g，乌梅 3g，砂仁 6g，鸡内金 6g，决明子 10g，生何首乌 10g，肉苁蓉 10g，鲜藕 10g。服 7 剂后，大便已一日一行，且为软便，烦急好转。再进 14 剂，并嘱患儿少食鱼肉，多食水果蔬菜等，服药 21 剂而愈。

按语：便秘一病，有虚有实。临床工作中，尤其在儿科临床中，纯虚证或纯实证的便秘较为少见，而以虚实夹杂者居多，故治疗宜标本兼顾，扶正祛邪，是为大法。此患儿自幼便秘，常用泻下之品，如牛黄散等，此类药多苦寒，久用必伤阴津，使阴液愈加不足，胃肠无津液以润滑、蠕动，无水行舟，故见便秘。治疗大法当为养脾滋阴，润燥通便。生何首乌滋脾之阴，润胃肠之燥，润下通便；鲜藕益胃生津通便；肉苁蓉润肠通便。此类药物加入调中之悦脾汤中，使本方具有了生津润下之力，患儿服药 3 周而愈。

小儿与老年人在生理、病理及用药上有许多相似之处，尤其便秘一病。本治疗方法，亦适用于老年性习惯性便秘，临床可加减用之。

（6）健脾行气法

本法适用于脾失健运、湿滞气阻之腹胀。症见厌食、腹胀，食后尤甚，肠鸣作声，大便不调。舌淡、苔白腻，脉滑。常用药：藿香、苏梗、竹茹、佛手、焦槟榔、大腹皮、厚朴、枳实、枳壳、砂仁等。

**典型病例 6**　杨某，男，7 岁。腹胀月余。患儿平素纳少，不思饮食，面黄体瘦。入夏以来，一次饮冷后，出现腹胀，食后尤甚，肠鸣作声，大便溏薄而少，舌淡、苔白略腻，脉濡滑。中医辨证：脾失健运，湿阻气机。治宜健脾祛湿，行气消胀。方药：藿香10g，苏梗10g，竹茹10g，佛手20g，焦槟榔6g，砂仁6g，大腹皮10g，厚朴6g，陈皮6g，枳壳3g，炒莱菔子30g。服药1剂后，时有矢气出。服药2剂后，腹胀明显减轻。3剂服完，腹胀消失，但仍有纳少、便溏。上方去厚朴、枳壳、大腹皮，加生谷芽10g、生稻芽10g、生薏米30g、白术10g，又服10剂，纳少、便溏诸证皆消而痊愈。

按语：患者腹胀本为临床一常见症状，可兼见于许多脾胃疾病中。若以腹胀为所苦，则可视其为一病而治之。腹为人身之中部，内有脾胃肠等脏腑，故腹胀多责之于中焦，气滞不行，腹积气而胀，所以行气法为治腹胀之要法。此患儿平日即有不思饮食，面黄体瘦等症状，说明患儿素体脾胃虚弱，中气不畅，升降失调，脾湿不运，湿阻气机，气滞肠胃而见腹胀，自当采用健脾行气之法，脾健则胃和，中焦枢机运转自如，湿邪自化，气机畅行，则腹胀自消。以悦脾汤调中，加大腹皮、厚朴燥湿行气消胀，莱菔子、枳实消食导滞降气。故1剂矢气出，2剂腹胀减，3剂腹胀消。但脾胃尚弱，仍见纳少、便溏，故再加健脾调中之品，以消腹胀之病源。

（7）滋脾清热法

本法适用于阴虚内热型夜啼症。症见夜寐不安，哭啼少泪，后夜尤甚，五心烦热，口干欠津。舌红少苔或花剥苔，脉细数。常用药：藿香、苏梗、竹茹、佛手、焦四仙、天花粉、乌梅、钩藤、蝉衣、元参、灯心草等。

**典型病例7** 季某，男，1岁。夜间啼哭1月。患儿烦急，夜卧不安，每至夜半即啼哭，呼之不应，10～20分钟则止，伴见手足心热、纳少、唇红，舌红苔白略黄，脉细数。证属脾胃阴虚，心肝有热。治宜滋阴调脾，清心平肝。方药：藿香10g，竹茹10g，佛手10g，焦四仙10g，天花粉15g，黄精10g，麦冬10g，北沙参15g，乌梅6g，元参15g，灯心草3g，菊花10g，薄荷20g，钩藤10g，蝉衣3g。服3剂后，夜啼时间较前缩短，拍哄3～5分钟即可止住，烦急亦减轻，黄苔脱去，呈现花剥苔，故前方去菊花、薄荷，加鳖甲10g（先煎）、生地黄10g以滋阴。又服3剂，夜啼止，仍见夜寐不安。继服3剂，夜寐安，烦急消失。再服3剂，患儿一切正常。

**按语：** 小儿夜啼为儿科临床常见病证。其病因可分为寒、热、虚、惊4个方面。如《丹溪心法》曰："小儿夜啼，此是邪热乘心。"《婴童百问》又云"夜啼者，脏冷也"等。因此临床夜啼又可分为脾脏虚寒、心经积热、阴虚内热、惊邪乘心等型。脾为后天之本，脾气充盛则可以后天养先天，使正气充足，不受邪干。脾虚则正气不足，易为邪乘，而为发病之内因，悦脾汤为调脾之剂，故以此方加减治疗夜啼，当

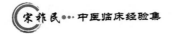

为治本之要法。

本例患儿为阴虚内热型，故用悦脾汤加入养阴清热之品，如元参、沙参、麦冬等，治之有效。在阴虚之象较甚时，可加以补阴重剂而显效，再服而愈。对于其他几个类型的夜啼，亦可使用悦脾汤加减治疗。脾虚寒者，可加温中之高良姜、干姜、乌药、香附等。心经积热者，加竹叶、炒栀子、莲子心、黄连等以清心经火热。惊邪乘心者，加柏子仁、珍珠母、灵磁石、生石决明等以安神定心镇惊。此外由于小儿脏腑娇嫩、神情怯弱，无论病发何型，均可适量加入蝉衣、钩藤以镇惊安神。蝉衣治疗夜啼为历代医家所经常使用。大量临床实践证明，蝉衣确为治疗夜啼的一味妙药。

（8）统脾摄血法

本法主要用于脾不统血、血不归经之各类疾患，如紫癜（肌衄）、鼻衄、尿血、便血等。症见肌衄、鼻衄、尿血、便血等各类出血征象为主症，伴见面色萎黄，倦怠乏力，自汗盗汗，纳少，唇舌俱淡，苔白，脉濡弱。常用药：藿香、苏梗、佛手、焦山楂、天花粉、乌梅、砂仁、茯苓等、生黄芪、黄精、仙鹤草、茜草、藕节、槐花等。

**典型病例8** 孙某，女，8岁。患儿时有鼻衄1年。略碰鼻部即有血出，血色淡红，堵塞即止。磕碰之后，皮肤亦可见瘀斑。伴见纳少，乏力，挑食，体弱易感。望其面色萎黄不华，气池晦暗，头发枯黄，唇舌皆淡，苔薄，脉弱。查血小板 $30 \times 10^9$/L，血红蛋白 105g/L。证属脾虚失摄，气血不足。治宜统脾补脾，益气摄血。方药：藿香 10g，佛手 10g，天花粉 15g，乌梅 6g，黄精 10g，茯苓 12g，焦山楂 10g，砂仁 6g，生黄芪 15g，仙鹤草 30g，茜草 20g，藕节 20g，棕榈炭 10g。服药 5 剂，其间无鼻衄，下肢紫斑渐消退。原方不变，又服 21 剂，患儿面色明显红润，唇舌红，纳食增加。近一月无外感，无鼻衄及紫斑，复查血小板 $150 \times 10^9$/L，血红蛋白 120g/L。1 年后，患儿家长言：小儿一切正常。

按语：在血液病的治疗中，统脾摄血法是十分重要的方法，在临床十分常用。中医认为，脾为后天之本，主统血，主运化，是气血生化之源。脾虚则气血化生不足，气虚则统摄无权，气行则血行，气滞则涩，气虚则血弱，故稍有磕碰，即可见皮肤瘀斑。此患儿症状体征较为典型。其气血亦不足，故补脾以统摄血液，益气以率血行。补脾养血，当以徐徐滋养之。不可急功近利，故服药月余而收效。

（9）和脾疏解法

本法适用于小儿感冒后期，余热未净，脾胃已伤之症情。症见低热、心烦、纳少，或口干欲饮、手足心热。舌红少苔，脉略数。常用药：藿香、苏梗、竹茹、佛手、焦四仙、鸡内金、花粉、乌梅、砂仁、竹叶、连翘、沙参、白薇。

**典型病例 9** 吕某，女，3 岁。发热感冒 3 天，经治疗发热已退。目前不热不咳，不流涕，但见小儿烦急、纳少，手足心热，尿黄，舌红少苔，脉滑略数，咽红。证属余热不尽，脾胃已伤。治宜调和脾胃，继清余邪。方药：藿香 10g，苏梗 10g，竹茹 10g，佛手10g，焦三仙 10g，天花粉 10g，连翘 10g，金银花 10g。服上方 2 剂，患儿心烦明显减轻，纳食有所增加。再进前方，将焦三仙加至 24g，又服 3 剂而愈。

按语：小儿脏腑娇嫩，正气不足，易感外邪，且易化热化火，火热之邪，时伤脾胃，故小儿外感之后，时邪虽减，但脾胃已受损，故出现纳少、乏力、倦怠诸症。因此，时邪外感，当以清热解表。恢复期时，要调脾和胃，扶正祛邪，则"正气存内，邪不可干"，并且较少出现病情反复。

（10）调脾止汗法

本法主要适用于小儿汗证，自汗、盗汗皆可用之。症见自汗盗汗，倦怠乏力，不思饮食，大便干或溏，手足心热，面黄消瘦。舌淡红、少苔，脉细或弱。常用药：藿香、苏梗、竹茹、佛手、生黄芪、黄精、浮小麦、仙灵脾、煅牡蛎、焦四仙、天花粉、乌梅等。

**典型病例 10** 孟某，男，2.9 岁。患儿多汗 1 年余。1 年来，家长发现小儿昼夜间均易出汗，尤其白天稍作活动则大汗出。伴见倦怠乏力、纳少、大便略干，一日一行。舌淡红，苔少欠津，脉弱。证属脾胃失调，气阴两虚。治宜调脾止汗，益气养阴。方药：藿香 10g，苏梗 6g，佛手 10g，焦三仙 10g，天花粉 10g，乌梅 10g，鸡内金 10g，生黄芪 10g，煅牡蛎 15g，浮小麦 15g，黄精 10g。服药 3 剂，患儿汗出明显减少，玩耍时，倦怠易疲亦减轻。效不更方，再进 7 剂，患儿汗止，大活动后有汗，已属正常，夜间入睡不再出汗，纳食仍较少，舌淡红、苔薄白，脉较前有力。前方去焦三仙，加生谷芽 10g、生稻芽 15g，以助脾胃之气。1 周后，饮食如常。

按语：汗证为临床较常见的病证，可夹杂在许多疾病中，亦可独立为病。祖国医学认为，自汗为气虚，盗汗为阴虚。此患儿自汗盗汗均可见到，故知其为气阴两虚，但从症状轻重观察：患儿自汗较重，故以气虚为主，从大便及舌苔看，亦有阴虚之征。故以悦脾汤加生黄芪健脾益气、固表止汗，加黄精以养脾阴，加煅牡蛎、浮小麦收敛固摄止汗。此患儿汗出一证，非一日所致，故服 3 剂汗减，10 剂后汗止。此后还须调养脾胃，以助生化之源，脾胃之气旺盛，则汗证不再反复。

综上所述，应用悦脾汤加减治疗小儿脾胃及杂证诸病的某些类型，疗效颇好。此谓"有是症、用是药"，体现出中医辨证论治的思想，此次仅总结 10 个方面，尚不足以概括全面，悦脾汤还可加减治疗一些

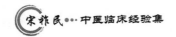

其他疾病，尚待进一步总结。

（本文发表于《中级医刊》<br/>1997 年第 3 卷第 3 期）

## 附：第一作者简介

李建，男，首都医科大学附属北京中医医儿科主任医师，北京中医药大学教授，从事中医临床工作 30 余年。1983 年大学毕业后，即在以宋祚民为主任的北京中医医院儿科工作，跟随科内的老大夫抄方学习。1989 年和 2003 年作为北京市及全国的徒弟两次拜国家级名老中医宋祚民为师，侍诊学习十余载，耳提面命，医疗技术水平有了很大的提高，并于 2007 年获得全国老中医药继承工作优秀继承人，长期从事中医临床工作，对内科、儿科的常见病及疑难杂症有丰富的临床经验。擅长治疗脾胃病、咳喘病、疲劳综合征，以及小儿遗尿、多动症、夜啼等内科、儿科常见病与疑难杂症。尤其是跟师学习十余年，汲取了老师的大量临床秘籍，加之，刻苦钻研医术，努力提高，勤于笔耕，临床技能日渐成熟，医疗水平提高很快。受到同道及患者的好评。不仅善于将老师的经验用于临床，而且，善于总结。近 20 年来，撰写并发表学术论文 50 余篇，主编及参与编写中医专著 10 余部，其中主编了《中国百年百名中医临床家——宋祚民》《中医体质的饮食调养》等书籍。为弘扬中医，宣传中医，多次在中央电视台的《健康之路》《中华医药》，北京电视台的《养生堂》《身边》等节目中，以及中央及北京广播电台、人民网的健康节目中担当嘉宾，讲授中医药科普的相关知识，受到听众的欢迎。

# 宋祚民儿科四诊经验

贾少林

儿科四诊与临床其他各科一样，均为望、闻、问、切，但由于小儿生理病理有别于成人，故四诊的运用与成人不尽相同。笔者跟随宋祚民老师学习数年，今将宋老四诊的经验介绍如下。

## 一、望诊

望诊在儿科尤为重要，内容也极其丰富。有望形态、望头颅、望面色、审苗窍、看舌苔、查咽喉、验指纹、望二便及痰液等。《医宗金鉴》儿科卷云："儿科自古最为难，毫厘之差千里愆。气血未充难据脉，神志未发不知言。惟凭面色识因病，再向三关诊寒热。听声审病兼切脉，表里虚实随证参。"可见望诊于儿科之重要性，望诊亦为历代医家所重视。宋老熟谙经典，精于望诊，不但在数十年临床实践中身体力行，更通过亲身经历印证了《黄帝内经》特殊望诊法的实际意义。

《灵枢·五色》云："雷公曰：人不病猝死，何以知之？黄帝曰：大气入于脏腑者，不病而猝死矣。雷公曰：病小愈而猝死者，何以知之？黄帝曰：赤色出两颧，大如拇指者，病虽小愈，必猝死。黑色出于庭，大如拇，必不病而猝死。"

1956 年麻疹流行，宋老当时所在的积水潭医院儿科病房收治了多例患儿，均为麻疹肺炎高热不退，经中药治疗后全部病愈。只有一个 3 岁男孩，发热咳喘也不剧烈，但两颧发赤色，大如拇指，界限清晰，精神差。联想到《黄帝内经》条文，宋老对病房西医王主任说暂不用中药，因赤色出于两颧，大如拇指者，必猝死。下午 2 点，护士突然叫王主任和宋老看患儿，只见患儿大张口，呼吸几下后头一歪，呼吸心跳就停止了。此为宋老见过的第一例，印象极为深刻。

20 世纪 60 年代初，宋老作为西学中第一班带教老师出门诊。有一天早晨，见一 50 多岁男性患者，急慌慌闯进诊室，两颧发紫赤，大如拇指，只说了句"我心里难受"，趴在诊桌上就不动了，按脉已无心跳，宋老指挥实习医生紧急抢救也没救过来。

20 世纪 90 年代，一个李姓男孩，11 岁。发热后胸闷憋气，又是两颧红大如拇指，界限分明，心率120 次/分，早搏 7 次/分，有二联律，心尖部可闻及分裂音，心肌酶高。宋老知道此病凶险，精心调制了一个多月患者心律才正常，两颧红已退，临床症状消失，数次随访病无反复。

关于黑色出于天庭，大如拇指，必不病而猝死，有一例肝硬化的病人，门脉高压，额头上就像大拇指按的一个墨印。后经宋老诊治墨印消失而痊愈。

上述病例介绍说明古代先贤撰写的经典文献是经过大量临床实践经验总结的，绝不是凭空臆想，是经得起历史检验的，到今天仍能指导我们的临床治疗。

审苗窍者，即审眼、耳、鼻、舌、口及前后二阴合成之七窍。肝开窍于目，肺开窍于鼻，心开窍于舌，脾开窍于口，肾开窍于耳，二阴为肾所主，有诸内必形诸外。七窍与五脏相通，审其变化可知五脏之寒热虚实。

有一个 6 岁女孩，一次无明显诱因突然晕倒，十多天后即时常呕吐不能进食 1～2 天。由 40 余天发作一次到 4 天发作一次，各处求医检查未见异常指标，病情如旧。曾于北京某三甲医院诊断为反流性食管炎，并予手术，术后病无增减，劝其出院。后求诊于宋老，听完家属介绍后，宋老指出小儿白睛发青蓝色，由此结合病情应考虑肝风。四诊合参后认为病为特异性癫痫。病源于脑而不在胃，治以平肝息风、开痰和胃之药 7 剂，复诊家长喜形于色，说药后即不呕吐，纳食增加，精神见旺，视其白睛青蓝色已退净，后继服药一周，病即痊愈。

宋老对于小儿指纹特别重视，常言"浮沉分表里，红紫辨寒热，淡滞定虚实，三关测轻重"，并特别注意纹形主病，常见有"紫热红伤寒，青惊白是疒，弓内感冒外痰热，鱼骨之形多食积"。意为从颜色看，指纹紫红多属滞热，红而不紫多为感受外邪。青除主惊与风之外，多见胃脘、小腹、虫积等疼痛；如青兼褐色，多为危重之疾，在肺炎喘咳中多见。白色实即不红之淡，疳证本为营养吸收匮乏兼之贫血。指纹指色退属病轻浅或向愈，推之不移为内伤病重病久，正虚邪实。从形看，鱼骨形多见于伤食，而弓内感冒痰热也常于感冒咳嗽有痰时出现。

## 二、闻诊

闻诊包括听声音和嗅气味。

小儿之啼哭、语言、咳嗽、呼吸等声音变化皆有助于辨析病情。小儿之声音总以有力者为实，无力者为虚。婴儿无自主运动，其哭亦为运动方式，不宜频繁喂食，以至积滞。小儿少七情之扰，其太息为积食或心肌炎所致。如咳嗽阵作、连声不断、有鸡鸣回音者多见于百日咳。

宋老曾诊治一肝癌晚期患者，面色晦暗青冷，毫无生机，全身散发出一股腐败之气味。宋老诊治后留下家属嘱咐说，病已无可挽回，时日不会太久，切记留心观察。家属走后对弟子说，患者身体已散发脏腑腐败之气，人虽能行动问答，但活不了多久，此之谓"行尸"。果然后来家属说看病后 5 天就去世了。

# 三、问诊

儿科古称"哑科"，因小儿口不能言或叙述不清，所以多为家长代述。正因为不自述，医者更要耐心细致，不厌其烦。闻诊内容大致同于成人但要注意小儿特点。

**1. 年龄**

小儿不同成长阶段易发生不同的疾病，如水痘、百日咳多发于学龄前儿童。

**2. 寒热**

小儿寒热须细心体会。宋老诊察小儿体温不摸额头，常用手大鱼际贴于小儿两太阳穴处，言初按即热、久按热减为表热，初按热轻、久按热甚为内热蒸腾。小儿手足凉而发热，要知热深厥亦深，不可只知受寒。午后发热，入夜尤甚，多见温热内蕴。夜热早凉常见阴虚内热。

**3. 汗出**

汗出要分清：汗之冷热与是否发黏，是自汗或盗汗。

**4. 头身**

头痛须分外感内伤，血虚血瘀。身痛如关节受限多为痹证，如兼发热多为寒湿袭表。

**5. 饮食**

小儿生长发育之营养全赖饮食供给，如小儿纳差食量少，无论何病当顾护胃气。

### 6. 二便

当问二便的形、色、量、味及次数。便干不能认定即为热，脾虚失于健运，胃肠动力不足，大便数日一行亦常见，多先干后软。小儿大便色绿，应知其为内热。小儿遗尿，尿黄、尿频、尿急多为湿热下注，应予清利；尿白无味多为肾虚，法当固肾收涩。

### 7. 个人史

当问是否足月顺产、喂养方式及辅食种类及添加情况，有无偏食、食异物等情况。

### 8. 接种史

现在小儿都进行了疫苗接种，但偏远地区或特殊情况未按时接种者也有，要详细询问。

## 四、切诊

切诊包括脉诊和按脉两个方面。

### 1. 按诊

按诊有触皮肤、头颅，按胸背、肋腹等内容。两寸脉动数，尺肤高热，多为温病初起。小儿一岁半后，囟门未合宽大、头大颌缩多为解颅，囟门高起是为囟填，内热多见。囟门下陷，名囟陷，多见于吐泻伤津。胸骨高耸者为鸡胸。脊柱高突，按之不痛，则为龟背。胸肋触及串珠，肋缘外翻者，多为佝偻病。小腹喜温喜按为虚寒，腹高拒按多为里实。腹胀如鼓、青筋暴露、肢体消瘦者，多为疳证，按之当实满。

**2. 脉诊**

脉诊因小儿手臂短，寸口部亦短，可采取一指定关法。

小儿脉息至数不同于成人，不能见数脉即认为热。小儿脉象一般较为简单，只有浮、沉、迟、弦、滑、细、数、弱、结、代等。年龄稍长的儿童，其脉象近于成人，诊病时首先需求脉证相符。若阴病见阴脉则近愈，阳病见阴脉则病危重。

具体说，脉浮数为外感风热，兼弦象多转里热，略弦为郁热，可见便干、尿黄等症；弦数明显则为里热盛，肝风欲动之兆。若兼见滑象为热郁肌表，当清热兼疏散表邪。两寸滑大属上焦风热，滑大有力多兼宿食。脉之滑数多为痰热内郁。在儿科浮、数、弦、滑四脉是最常见的脉象。

沉弦之脉常见于腹痛，弦细则多为脾虚有寒，邪盛正虚其脉多弦，弦劲而痰多属病重，弦细无力多见正虚。浮洪滑大，重按中空，舌质淡、舌体胖为内蓄湿毒或疫疠之邪。滑数而细微热伤阴分，虚火内炎而见低热。促脉多由于气阴伤而里热郁。结代脉多为心血不足，心阴亦虚而见于失眠、健忘、惊恐劳伤等证。脉乍疏乍数，其有力者为虫积，无力细弱者多属精气内夺。

麻疹初期，以紧、数脉为顺，脉沉细、微弱多见变证。出血及血虚病证，其脉沉细或虚弱，虽脉证相符，但多为久病难愈。若其脉浮大中空则示血离经脉、气不内守，当防止其大出血及虚脱；若脉见洪大，则示邪盛正危，病易生骤变。肾病患儿虽证属脾肾两虚，但亦可见到细数脉，因为长期服用激素为假象，应注意区别。

上述脉象如能细心体会，再四诊合参，对病机的把握及治疗和预后都会大有帮助。

宋老常言，中医四诊的娴熟运用，是诊断、辨证的重要手段和依据，有如西医的理论指标。西医如果离开各项检查就无法诊断治疗疾病。那么中医临床不切实运用四诊又何能辨证施治呢？如果片面注重问诊，又与医圣仲景批评的"不念思求经旨……省疾问病，务在口给，相对斯须，便处汤药"的医生无甚分别。西医的检验结果不应排斥，要善于运用，关键是思维不能西医化，要为我所用。中医与西医对疾病的认识和治疗，犹如一个事物的一体两面，本不存在科学与否的证论，中医经过数千年的实践积累及亿万次人体验证，其科学性更不容置疑。要以发展中医事业为己任，继承发展创新，更好地为人民群众服务。

## 附：第一作者简介

贾少林，男，中医师，北京中医药大学毕业，师承国家级名老中医宋祚民先生。

2001 年经人引荐求学于宋祚民先生，在鼓楼名医馆、北郊中医门诊部、炎黄国医馆等处，随先生侍诊抄方。学习期间得见先生于内、妇、儿病科疗效卓著，医德高尚，衷心仰慕。临床亲自得见先生疗效，方知中医博大精深，理法森严。学习期间在先生辛勤教导下，博览医籍，勤奋求学，系统地学习了先生的临证思想和方案。作者的学习态度获得先生首肯，侍诊 3 年后，于 2004 年，在宋祚民先生行医六十年纪念大会上，正式拜入宋祚民先生门下，被宋老师收为弟子。与会中医界近百人见证。

入宋师门墙后，师耳提面命，言传身教，弟子愈加精进向学，如是者又凡五年，随师八年，获益良多。今天的些许成就，都离不开恩师的教导。知遇之恩，当以师传之医德医术，努力救治患者来回报师恩。

# 浅谈宋祚民望指纹诊病经验

杨景海

中医泰斗宋祚民为京城四大名医孔伯华先生的亲授得意门徒，其行医 70 余年，勤求古训，博采众方，吸取各家之长，具有很高的理论素养和丰富的临床经验，医术精湛，医德高尚。在临床工作中，宋老特别重视四诊，善于从望指纹来论治小儿诸症，形成了独特的诊疗特点，获得了意想不到的诊疗效果。

望指纹诊法，始见于唐代王超《水镜图诀》，此法从《灵枢》诊鱼际络脉法发展而来，是对 3 岁以下的儿童疾病的一种独特诊断方法。指纹是指浮露于两手食指内侧上廉的脉络，是手太阴肺经的一个分支，所以望小儿指纹诊断疾病与诊寸口脉有相似的意义。只因 3 岁以内小儿寸口短小，诊脉时又常哭闹躁动，影响切脉的准确性，而小儿皮肤薄嫩，指纹较明显，所以古代医家创立了查指纹法以辅助切脉。如《幼幼集成》："小儿自弥月而至 3 岁，犹未可以诊脉，非无脉可诊，盖诊之难，而虚实不易定也。小儿每怯生人，初见不无啼叫，呼吸先乱，神志仓亡，而迟数大小，已失本来之象矣，诊之何益？不若以指纹可见者，与

175

面色病候相印证，此亦医中望切两兼之意也。"由此可见，望指纹是儿科望诊之一，它可丰富四诊内容。宋老常讲："在临床中，望小儿指纹在儿科诊断上尤为重要，因其宜于彰而用之，不至于湮没。从临床实践中有益者述之。"

## 一、望指纹的部位和方法

诊看三关指纹即是其中之一。三关即风关、气关、命关以示其指纹所致而衡量疾病之轻重危的程度，亦称虎口三关，手指大拇指与食指开口处，观看自虎口至食指的纹脉。以此为诊的年龄不一，有自出生至3岁，也有到5岁，大抵5岁以上即可诊脉。古人所谓"初得风关病犹可，传入气关定难活"是也。食指近掌部虎口第一节为风关，第二节为气关，第三节为命关。大夫用一手拇、食两指执小儿食指尖端，另一手拇指从命关向风关直推，即是从指端向手掌方向直推，用力适度，使指纹更为显露。

## 二、望指纹的内容与临床意义

《全幼心鉴》："小儿一岁以前，看虎口食指寅、卯、辰三关以验其病。脉纹从寅关起不至卯关者，易治；若连卯关者，难治；若寅侵卯，卯侵过辰者，十不救一。"这是以后所说的"透关射甲命难全"。并提出指纹的颜色"其脉纹见有五色，如因惊必青，泻痢必紫，当以类推之"。这些都给后来指纹诊断打下了良好的基础。如《幼幼集成》以及清朝太医院编写的《医宗金鉴·幼科心法要诀》内容较为全面，皆属实用的指纹诊断方法，更易于记忆和运用。

观察的内容：包括指纹的浮沉、色泽、透达部位及形状等，依次变化判断疾病的表里、虚实、寒热、轻重。正常的指纹颜色是红黄相间，隐隐不显脉纹部位。在风关内，形状多是斜纹、单枝、粗细适中。但粗细也与气候寒热有关，热则变粗增长，寒则变细缩短。长短也与年龄有关，1岁以内多长，随年龄增长而缩短。病理指纹可概括为：浮沉分表里，红紫辨寒热，淡滞定虚实，三关测轻重。

浮是指纹浮露明显，见于初感外邪的表证。因邪在皮毛腠理之间，故指纹显露于外。治宜开其腠理，使邪随微汗而解。

沉是指指纹沉而隐，是病邪入里，但有浅深之别。若但热不寒，指纹半沉，邪在阳明胃经，治宜清解。若外症壮热不已，指纹极沉，已入阳明胃府，治宜攻下。

红是指指纹鲜红，多属外感风寒表证，因寒邪出入皮毛，经络乍滞，故指纹见鲜红。

紫是指指纹紫红者多为内热，深红为极热，紫暗为瘀血。青紫为热极生风，或伤食、停痰、惊、痛、抽搐等。

淡是指指纹色淡，不论病之新久，皆属体质虚弱，气血不足之虚证。《幼幼集成》"盖淡红虚寒，淡青虚风，淡紫虚热"。若指纹色淡白，多属脾虚。

滞是指指纹推之艰涩，全无活泼流利之象，是为实证。若三关纯黑，推之不动，是死证。

其他尚有，脉纹曲向里，脉纹曲向外，脉纹左斜向右，脉纹右斜向左，双钩、三曲如出，两曲如勾草等指纹，都给后来指纹诊断打下了良好基础。

## 三、三关测轻重

万全在《片玉心书》中查看指纹法较为实用，也认为当时诊小儿脉以看指纹为主："令人专看虎口纹、风关、气关、命关分。风关病轻，气关重，命关若过死将临，青惊红热黑势恶，直轻斜曲重看云。"一般说来，指纹现于风关病势轻，病位浅；指纹透气关，邪由表入里，病情较重；指纹直达命关，为病情较重，是邪气深入脏腑，可能危及生命，因而成为命关。若指纹一直延伸至指端，即所谓"透关射甲"，其病情多为严重，属脏腑机能衰竭危候。

宋老通过70多年的临床实践认为，指纹在儿科诊断中尚有其实际临床指导意义，但此法渐为人所忽视。从颜色而论病者，如紫热、红伤寒，青主惊风，白色疳，青色多危。指纹紫红多属于滞热。红而不紫多为感受外邪。青色除主惊风与抽搐之外，还多见于脘痛、腹痛、虫痛等各种疼痛。如青兼褐色，多为危重之疾，在咳喘肺炎中亦属多见。白色实即不红之谓。疳证为营养吸收匮乏，兼之贫血，此等纹色皆所验之于临床。至于指纹的隐显，亦可说明病情的进退。如某些病人虽无大病，但体质较弱，其指纹久而不退，亦可有病而纹不太显。但大多数治疗之后，正气恢复，其纹则隐。

至于纹形，实践中常见的弓反内与弓反外形，常于感冒咳嗽有痰而出现。去蛇吐泻来蛇疳的纹形，其纹下粗上细，主见呕吐或腹泻，因疳证大多为脾胃消化不良，经常腹胀作泻。其鱼骨形，大多见于伤食。其纹除拇指外，余四指第二节中皆有红纹如水字形。此多因脾胃消化功能减弱，吸收饮食的精微不佳，不得充养肌肤而消瘦。营卫虚弱，抗御病邪能力弱，现谓之免疫力功能低下而易于感受外邪，时久而导致生长发育受到影响，如此患儿临床比比皆是。但欲知其脏腑脾胃运化功能之强弱者，除望诊外，尚须视其指纹，方能窥其脏腑，洞察病情而无所遁，岂是可有可无之理？

**典型病例**

陆某，男，3岁，门诊病历。1991年5月20日初诊。发热1.5天，体温39.6°C，少汗，口腔多处出现糜烂红晕，尤以舌尖边部溃烂为甚。手指与足趾有红色斑丘疹，部分丘疹中心隆起，内含水液，呈水疱状，其分布稠密，隆起高于皮肤，痒时抓破流水作痛。颜面、躯干、四肢无皮疹及水疱。不欲进食，烦躁不安，大便未行，小便黄少，舌质红、苔白厚腻，脉象弦滑而数。指纹为深红色。诊断为手足口综合征，辨证为内蕴湿热，兼感时邪。治法以清热解毒，芳香化湿，用宋老经验方"清肺利咽汤"加减服用 5 剂而愈。

## 附：第一作者简介

杨景海，生于 1952 年 10 月，河北沧州人，原武警北京总队医院中医科主任，主任医师，毕业于北京中医学院，从事武警北京总队中医临床和科研工作 40 余年。

于 1976 年在北京市第二医院中医科跟随名医王秋侠老师学习，后经介绍于 1977 年认识老师宋祚民先生，从此常得到名医宋祚民先生的指教。2004 年正式拜宋祚民先生为师，常跟随老师宋祚民抄方侍诊，蒙恩师宋祚民先生耳提面命，精心栽培，受益终生。

获科技成果奖 5 项，出版著作 9 部，发表学术论文 39 篇，并被《中国当代医学界名人录》《中国特色名医大词典》收录。其治学精神得到已故中华全国中医学会会长、中华人民共和国卫生部原部长崔月犁的赞赏，并亲笔题词"景海医师弘扬国粹，为民造福"。

# 宋祚民治疗"赤色出于两颧"经验

宋瑾　　宋文芳　　李建

中医经典《黄帝内经》云："有诸内必形诸外。"所以中医大夫在临床诊断中运用望、闻、问、切四诊的方法时，均以望诊为首，"望而知之谓之神"也。《黄帝内经》又云："凡治病，察其形气色泽，脉之盛衰，病之新故，乃治之，无后其时。"《黄帝内经》还云："赤色出两颧，大如拇指者，病虽小愈，必猝死。""黑色出于天庭，大如拇指，必不病而猝死。"《黄帝内经》是两千多年前古代医家经验之集大成者，对疾病的发生发展、病因病理、诊断、治疗、预后，都有着极其准确的记述。从上述的几段文字可以看出古代医家对望神色形态是十分注重的。我师宋祚民熟读经典，用于临床，收到较好的效果，今将其对"赤色出两颧，大如拇指者，病虽小愈，必猝死"的理解、应用及经验，总结如下。

1956 年宋老在积水潭医院儿科病房工作，当时麻疹肺炎流行，医生对麻疹未出而高热不退者，多用辛凉透疹法，疹出透后，肺部的细密啰音即消失，病情亦好转。如疹已出仍然高热不退者，经用清热解毒合清热养阴法，疹出齐而热退，肺部炎症易吸收。尚有并发肺炎、腮腺炎、肾炎的头面、全身浮肿，经用普济消毒饮加减，服后头面肿消，疹点外透，腹肿见消，腹背疹点满布，及至下肢肿消、疹齐，肺炎、腮腺炎、肾炎亦愈。但有一个患儿的情况就有所不同。

此患儿为 3 岁男孩，系因麻疹肺炎入院，宋老在上午查房时，见其咳喘不剧，身热，体温 38.6℃，但精神较弱，其两颧发赤，约拇指大小，边界清楚。宋老见此情景，不由得想起在上学时，一次讲《黄帝内经》课，老师特别着重讲解《黄帝内经》中"赤色出两颧，大如拇指者，必猝死"的经文，反复强调这是患者病情不好的先兆症状。于是他急忙去找病房主任，委婉地问："您看那个小病孩病情是不是不好？"病房主任到病房检查患儿心肺后，问："你怎么看？"宋祚民说患儿两颧发赤，《黄帝内经》上说可能会猝死。病房主任听后说："哦，我看只是循环不好而已。"至下午二时许，护士突然呼叫医生看患儿，当时宋老与病房主任赶到病床前，只见患儿张口深呼吸几口后，头即向右侧倾斜，呼吸心跳停止，虽经全力抢救，其因呼吸循环衰竭而死亡。此病例给宋老留下了极深的印象，内心十分钦佩古代医家对疾病预后判断的准确性。

到了 20 世纪 60 年代初，宋老带领西医学习中医第一班实习时，一天上午开诊不久，在看完第一个病人后，一个坐在候诊椅子上的年龄约50岁的男患者，突然急惶惶走进诊室，其神色焦急，面色褐暗，两颧紫赤，扑向诊桌说："我心中好难受！"随即用头压两手肘伏于桌前，宋老马上按其脉，脉象消失，心脏停止跳动。他让实习医生抬起患者放在床上，进行心脏按压，人工呼吸，终抢救无效。

在诊查及抢救过程中，宋老发现此患者两颧紫赤如手指大小，遂结合上次的案例，给实习医生讲解了《黄帝内经》中关于"赤色出两颧"的论述，以及自己的体会，并告诉他们，在今后的临床工作中，对这类的患者尤其要引起注意。

1977年宋老在医院值班时，又遇到这样一例。这是一个15岁的男孩，身体瘦弱，嵴骨嶙峋，性情孤僻，其父母感情不和，他也不喜欢与同学交往。一天他下学回家，自觉胸闷憋气，晚饭后便和衣而卧，至深夜自觉呼吸困难，由其父送来急诊。宋老接诊后，见其面色苍黄，头汗淋漓，两颧红赤大如拇指，心中咯噔一下，心想：此征兆不好。诊其脉：细促结代，急查心电图：节律不齐，伴室上早搏，Q波短小。宋老认为，脉细促结代为心气心阴欲脱之象，应急予独参汤，徐徐频饮，患者服后胸闷憋气见缓，头汗减少，神情稍安，症状缓解。本应住院治疗，因无床位只能暂时回家服药。宋老不放心此患者，反复叮嘱其父，

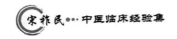

要密切注意孩子的病情变化。

患者回家后，病情日见好转。宋老听说后，想：看来病虽见"赤色出两颧"，但只要治疗及时，也未必猝死。谁知这个孩子后来因期末考试，复习繁忙，复觉胸闷气短，时时太息，其父为他换方取药一次。后听其父说考完试后，仍时时太息，夜寐说梦话。一日夜梦中突然大声疾呼"唉呦、唉呦"两声，其父以为说梦话，未予理会。第二天早上，未见孩子起床，遂到床前去叫，见其俯卧，头顶床枕，紧握双拳，指甲青紫，四肢发凉，牙咬口唇，呼吸早已停止，未及救治。宋老听说后，心中很不是滋味，于是开始查找相关资料，并仔细分析此患儿的病情变化及用药好转等方面的细节，以及以前那几个病例的情况，认为，此病虽疑难，但也未必就不能救治。

1999年10月，有一个10余岁的男孩来到北京中医医院，请宋老诊病。家长诉：孩子前两天高热，现仍有低热、口干渴、无汗、胸闷憋气、心烦、周身酸痛，面红、两颧部位更加明显，大如拇指，与周围皮肤界限分明。舌绛红苔白，少津液，脉沉细结代。宋老看其有两颧红赤，十分重视，反复认真地听心脏：心率120次/分钟，早搏7次/分钟，有二联律、三联律、四联律，心尖部可闻分裂音。急查心电图：心律不齐，电轴左偏，P－R间期缩短，$V_4$、$V_5$ ST段下移30.05mm。患儿昨日在外院查心肌酶CPK 316U/L，

LDH 198U/L，GOT 24.3U/L。被诊断为急性心肌炎。因不愿住院，来找宋老看中医。

宋老分析后认为，此患儿虽有两颧红赤大如拇指，但属中医的外感时邪，热入心营。当即给他服用"辛凉疏达、清营宁心"的中药：鲜芦茅根、菊花、板蓝根、金银花、连翘、金银藤、元参、丹参、北沙参、麦冬、五味子、丹皮、生地黄、莲子心、薤白等。嘱家长，给小儿服药，每日一剂，少量多次，频频予之。密切观察孩子的病情变化，视病情及时就诊。

患儿共服药 14 剂，当服到第 4 剂时，面色已正常，两颧红赤消失，心慌气短乏力等症状明显减轻，又服药 10 剂，原有症状全部消失，心率 76 次/分钟。心电图显示：窦性心率，电轴左偏，心肌酶亦正常。宋老不放心，时不时就打电话问一下，追访一年多，小儿一切正常。

经历了这几个病例，宋老认为，如今医学正在飞速发展，各种诊断技术层出不穷，已经大不同于古代。对于"赤色出两颧，大如拇指者"，只要治疗及时，还是可以不死的。《黄帝内经》中说："赤色为心所主，赤色为热。"也就是说，赤色与心脏之间存在着一定的联系，最后这个病例充分证明了这一点。通过这一病例的各项"现代化"检查，可以充分地证明"赤色出两颧，大如拇指"的症状与急性心肌炎之间存在着密切联系。因此，当患者有"赤色出两颧，大

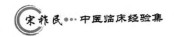

如拇指”的症状时，应当注意密切监护，如出现病情变化，就要及时抢救，方可能挽救患者的生命。

## 附：第一作者简介

宋瑾，女，北京人，1980 年出生，大学本科。

幼承庭训，耳濡目染，得祖父、父辈教诲，自小便知"人命之重，有贵千金"，立志"不为良相，当为良医"。自中学起，利用周末及假日侍诊抄方，见到众多病患经中医治愈，更坚定了长继家业的决心。于 1999 年考入北京中医药大学，就学期间，继续利用节假日侍诊抄方，积累经验。2004 年毕业于北京中医药大学中医系，加入首都医科大学附属北京中医医院，从事急诊科，主要为重症监护室临床工作。于 2004 年 11 月正式向祖父宋祚民拜师。于 2011 年考取主治医师资格。后感工作中仅用及西医，中医知识无所发挥，遂重转回侍诊抄方、资料整理工作。整理编写了《中国百年百名中医临床家丛书儿科专家卷：宋祚民（第 2 版）》等书，发表了《宋祚民医生临证经验》等多篇文章。

# 宋祚民老中医治疗黑色出于天庭验案

宋文芳　　李建

【摘要】本文总结了宋老应用中医理论指导临床实践的一个验案。"黑色出于天庭，大如拇指，必不病而猝死。"一语出自《黄帝内经·灵枢·五色》，该语是对色诊中出现的几种可能导致死亡的危重病象的总结。宋老在临证时，认出该证并给予及时治疗，挽救病人于危重之中，转危为安，故总结之。

【关键词】老中医经验　宋祚民　黑色出于天庭验案

　　宋祚民老师是全国500名老中医之一，20世纪40年代就学于北平国医学院，师从京华名医孔伯华先生，尽得其真传，行医60余载，以擅长治疗温热时病、血液病、脾胃病、关节病、小儿多动症而著称。宋老不仅是中医的大临床家，在理论方面也有很深的造诣。宋老擅长于理论与实践相结合，二三十年前宋老就应用《黄帝内经》中"赤色出于两颧"的理论指导治疗数例患者，今将宋老治疗一"黑色出于天庭"的验案总结如下。

患者贾某，男，34 岁。2000 年 6 月 27 日上午初诊。

主诉：自 1995 年 5 月曾因呕吐、不能食住院。经化验肝功不正常，澳抗阳性，确诊为乙型肝炎。经用核糖核酸、肝炎灵治疗 3 个月，肝功正常而出院。1996 年 11 月复出现不能食、呕吐等症住院。经查肝功不正常，肝炎复发。又治疗一月余，肝功未正常即带药回家，曾服用中药医治效果不著。今因不能吃饭、呃逆、呕吐、浮肿，自觉病情加重，急来求治于宋老。

患者 2 天前，高热 40℃，经用西药已退，现自觉脘腹胀满、下肢浮肿，时觉两胁胀串作痛、忽左忽右移动，左侧为甚，时时呃逆不能自控，干呕不思食，大便日 1~2 次，不调，尿少黄赤灼痛，并于日落黄昏后视物模糊。查面色褐暗失泽，消瘦病容，言语略謇，天庭部呈现大如拇指的黑色瘀斑，其界限清楚，压之不褪色，唇亦暗紫，但爪甲发白、舌尖边红、苔薄黄、舌体略胖大，两寸脉大，关、尺脉沉弱。脘部凸高，腹大如瓮，有蜘蛛痣，肝掌，腹围 93cm，腹部青筋暴露，按之疼痛，少腹胀满，胫肿可凹没指，有散在紫癜。查血：谷丙转氨酶（ALT）96 U/L，谷草转氨酶（AST）118 IU/L，白蛋白（ALB）33.7 g/L。B 超：脾大 70mm，肝缩小，门脉高压，胆汁瘀积。

西医诊断：早期肝硬化，门脉高压。

中医辨证：肝肾藏真受损，中焦壅阻，升降失调，脉道不利。亟宜先予治标除邪，疏肝理气，软坚散结，化瘀通络，消胀行水。因病源于肝，而肝以疏达为本，亟宜疏肝理气，调其中焦壅胀，以使升降之机畅行。治以软坚化结，兼和胃降逆止呕，理气消胀。冀其否极泰来，中州运水津布，此水湿在荣分，应佐以行瘀，尚须防其气逆血涌，症有所缓再予进图。

方药：生牡蛎30g（先煎），鳖甲10g（先煎），王不留行10g，汉三七粉3g（分冲），柴胡10g，川楝子6g，延胡索10g，地肤子15g，大腹皮10g，路路通10g，泽兰叶10g，旋复花10g（包煎），代赭石10g，竹茹10g，佛手10g，苏叶3g，黄连6g。水煎服，7剂。西黄丸3g，分2次与汤剂同服，另取竹茹10g煎汤代水饮。

二诊：服上方后，第2天已不呃逆，第7天思食知饥，大便日行5~6次，泻后自觉舒畅，腹胀见消，腹围减至88cm，尿仍少，两胁串痛减轻，时有肠鸣辘辘，黄昏视盲减少，面显光泽，天庭黑色已退，仍可见隐隐的大如拇指的边缘痕迹，腿仍肿可凹，舌红苔白体胖，脉象弦弱，症情思缓。拟理气消胀利尿之法。予萹蓄10g、瞿麦10g、泽泻10g、防己6g、茯苓皮10g、川郁金10g、炒二丑各3g、萆薢6g、橘核10g、细辛3g、桑寄生20g、川牛膝10g、蒲公英12g。另加西黄丸3g，分2次冲服。

方中萹蓄、瞿麦、泽泻、防己、茯苓皮渗湿行水利尿，川郁金、炒二丑行气调中消胀利水，萆薢分别清浊，橘核、细辛、桑寄生、川牛膝行下焦助肾气利下元，蒲公英、西黄丸解毒行瘀散结止痛。

三诊：晋上方后，面显黄色，略有光泽（已不黑晦），天庭黑色大如拇指、隐边皆退，前额黄略鲜明。精神见好，语言声亮。尿较前量多，尿色黄淡，已无灼痛感，早起尿较多，已如正常，下午略少，但觉畅快。脘腹已不凸高。平卧可见胸骨剑突。胁略有串痛，脘腹胀满自觉见轻，腹围86cm，纳食见增，日进三餐，食后不觉撑胀。大便日行3~4次，但成形。腿肿仍凹，已不没指。B超：脾大见小50mm。舌质淡红，苔白略厚腻，脉弦见缓。此邪渐退，水见行。再予以扶正祛邪、健脾益气、化瘀利水之法。

方药：茵陈10g，鳖甲10（先煎），王不留行10g，汉三七粉3g（分冲），泽兰叶10g，血竭3g，防己6g，生黄芪20g，大腹皮10g，细辛2g，冬瓜皮10g，青皮6g，川萆薢6g，生白术20g，茯苓皮10g，藕节10g，西黄丸3g分服。水煎服，7剂。

服药后，复查肝功正常，诸症皆消。3月后追访，一切正常。

按语：本病称之为"单腹胀"。古医籍中有水蛊、蛊胀、蜘蛛蛊等之称谓。其以腹胀大而肢体瘦为特征，以邪深入脏腑，虚多邪少或虚中夹实者居多，病程长、反复多，其水肿非一般健脾利水所能胜任，按《金匮要略》讲此水在营分，因之既要利水消胀，又须通达血脉，行水化瘀，此正虚非一般扶正所能复原，须以疗伤调治脏腑，使其受损失部分逆转还原，方可治疗。不致时疗时发，最终导致不治之症。《灵枢·五色》中亦有"大气入于藏府者，不病而猝死矣……。黑色出于天庭，大如拇指，必不病而猝死"之说，此病例即出现黑色出于天庭，大如拇指，经治疗一周后即退，病情缓解，至今已生存5年。

如按医理，此病例有呃逆不能食、胃气绝之征，黄昏视盲有阴气绝之象，结合《黄帝内经》中谓"黑色出于天庭，大如拇指，必不病而猝死"之论，则症确属危候，尤其按现时诊其肝脏缩小、血脉不畅、胆汁瘀积、门静脉高压，随时有大出血可能，如救治不及时，将随时出现血脱而殁。

宋老认为，此病人患病日久，肝肾真阴涸竭，精气被夺，肝之病传脾，因之后天脾胃亦渐衰，中焦失运，痞塞不通，水津不得四布，瘀滞胀满作痛，水道不利，加之肾阳虚衰无力化津致小便不利，脾胃升降失调，胃失和降，呃气上逆，有上冲涌血之险；黄昏目盲，有阴脱之象；呃逆不止，有胃绝之忧。脉道不通，邪气用事，藏真受损，肝肾化元欲竭，真阴将殆，故经云："黑色出于天庭，必不病而猝死。"此水乘火位，生气将息之兆，证情危重。济生之心，人皆有之，故宋老以软坚化结行瘀，兼和胃降逆止呕，理气消胀为治疗大法。第一方中柴胡、川楝子、延胡索舒肝行气止痛。生牡蛎软坚化结，固气行水。鳖甲、王不留行亦软坚化瘀，柔肝消脾肿大，兼通血络。汉三七粉既养血又行气，消肿胀，防止出血。大腹皮、泽兰叶、路路通、地肤子理气通络，行水消胀。佛手、竹茹和胃降气。苏叶、黄连止呃逆安胃气。旋复花、代赭石旋转中气，调节升降机能，行气消胀。以竹茹煎汤代水，以清平胃气，冀其和胃、开胃、止呃进食。药量虽大但药性平和，不伤其正，进而疏肝益胃安中。全方共奏疏肝理气、软坚散结、行瘀通络、消胀行水之功用。患者服药后症情好转，呃逆已止，思进饮食，胃中生机已动，清气渐升。大便泻而后畅，浊邪下降，中焦脾胃运转。血脉见顺而不上涌，知其出血现已稍安。阴气未竭，黄昏可视识，此邪去而正未衰败。因之再拟理气消胀利尿之法。再服后，面略有光泽，天庭黑色大如拇指隐边皆退，诸症皆减，改以扶正祛邪、健脾益气、化瘀利水之法。以鳖甲、血竭、王不留行软坚散结，通肝脉，消脾肿，行营化瘀止痛。泽兰叶、汉三七粉疗伤行痞，除营分之水湿，防止内出血。茵陈、川郁金清肝利湿。旋复花、代赭石、大腹皮、青皮、防己、细辛、藕节理气消胀、通达利水。西黄丸解毒消散、行瘀止痛疗伤，使其肝功能恢复。故收效。

　　宋老认为，此病人所患无论蛊胀，还是黑色出于天庭，大如拇指，皆为古之绝症，九死一生。所幸遇到宋老，认证准确，用药果断、及时，将病人从黄泉路上抢救回来。

（本文发表于《北京中医》杂志 2006 年第 5 期）

## 附：第一作者简介

宋文芳，女，1954 年生于北京。首都医科大学附属鼓楼中医医院儿科主任、副主任医师。自 1976 年开始从事中医专业工作，1987 年北京中医学院毕业，1996 年到首都医科大学附属鼓楼中医医院工作，曾任儿科主任，北京市中医药学会儿科委员会委员。为北京市第三批名老中医继承人。自幼跟随其父、国家级名老中医专家宋祚民先生临床侍诊，得其真传。曾在《中华中西医》《北京中医药》《中国特色医药》等杂志发表论文 20 余篇。近年在医院任职中应聘于同仁堂海外马来西亚有限公司驻诊 4 年。在 30 多年中医临床中善于治疗内科、妇科、儿科、皮科等科疾病，尤以擅长治疗温热病、血液病、皮肤病、脾胃病、哮喘病、妇女经血失调以及免疫功能低下或内分泌失调所致的各种病证。

# 宋祚民运用温病思路论治儿科疾病经验

叶茂茂　　指导：宋祚民

宋祚民（1925—　），男，北京市人，首都医科大学教授，1989年北京第一批名老中医专家，北京市首批名老中医专家学术经验继承工作优秀导师，北京炎黄中医医院名誉院长，先后被聘为中华中医药学会儿科分会理事，北京中医药学会常务理事、儿科委员会主任委员，北京中医医院学术委员会委员、儿科学术带头人。宋老师承民国初年"京城四大名医"之一孔伯华先生，苦研医籍，悬壶济世，至今已70余载。建国初期曾应卫生部委派进行乙型脑炎、麻疹等小儿传染病的中医药防治工作，后于北京中医医院专研儿科。小儿多热性病，宋老精研温病，提出外感热病一清到底，内伤杂病固阴扶正的治疗大法，在临床经验的基础上，自行研究创制了一些适用于临床的方剂，如小儿平热散、止泻散、悦脾汤，心肌炎1、2、3号方；治疗血液病的生血糖浆，育血1、2号等。其中止泻散、悦脾汤在临床应用中，效果显著。撰写医学论文40余篇，医学论著9部。

温病是由温邪引发的以发热为主症，有热象偏重、易化燥伤阴等特点的一类急性外感热性病。现代医学急性感染性疾病、急性传染病等多属于中医学温病范畴。历代医家对"温病"的认识不一，归纳后可分为以下四类：其一，指感邪冬季、发于春季的伏气温病，始于《黄帝内经》，认为冬感寒邪，发于夏至前为温病，发于夏至后为暑病。其二，指春季感邪病发的多种外感热病，郭雍《伤寒补亡论》曰："医家论温病多误，盖以温为另一种病。不思冬伤于寒，至春发者，谓之温病；冬不伤寒，而春自感风寒温气而病者，亦谓之温；及春有非节之气中人为疫者，亦谓之温。三者之温自不同也。"其三，认为温病即温疫，以明代吴又可等为代表。其四，认为温病是外感热性病的总称，以清代医家吴鞠通等为代表，如《温病条辨·上焦篇》曰："温病者，有风温、有温热、有温疫、有温毒、有暑温、有湿温、有秋燥、有冬温、有温疟。"

宋老认为，小儿为"纯阳之体"，病发易从阳化热生风，起病急、变证多；同时小儿又属"稚阴稚阳"之体，脏腑娇嫩、形气未充、易虚易实。故宋老临证多以中医温病学之遣方用药思路指导儿科外感、内伤疾病的治疗。笔者有幸随诊案侧，获益良多，现总结宋老以温病学思路论治儿科疾病经验如下，以飨同道。

## 1. 论治经验

（1）外感首重清热：《永乐大典》内载《颅囟经》曰："小儿三岁以内，呼为纯阳。"钱乙《小儿药证直诀》曰："小儿纯阳，无烦益火。"徐灵胎《医学源流论》述："小儿纯阳之体，最宜清凉。"宋老结合先贤认识，提出小儿处于人体生长发育最为旺盛的阶段，其阳气蓬勃生长，与体内属阴的物质相比，处于相对优势地位。在小儿外感发病过程中，无论外邪性属寒或温，都易从阳化热，耗气伤阴，甚或衍生危重变证。故宋老在小儿外感病证治疗中，首重清热，驱邪务净，防患未然。

宋老临证治疗小儿外感热病多从清上焦邪热入手，常用芦根、白茅根、金银花、菊花、连翘等药性轻灵之品，"治上焦如羽"，旨在"轻可祛实"，同时驱邪而不伤正，得"四两拨千斤"之功。其中芦根、白茅根对药同用，双清气营之邪热。另宋老主张用鲜药，尤其在治疗小儿温病高热时，鲜品水液多，与干品比较清热护阴作用更强。清中焦热，宋老喜用石膏，因其性味辛、甘、寒，辛可解表，寒可清热，甘可生津，肺胃同清，驱邪不伤正。宋老强调，临证中需胆大心细，石膏用量不宜过小，如发热兼咳盛，需加大用量。同时，宋老重视三焦同治，尤为注意肺、胃与肠腑的生理病理联系。肺与大肠相表里，外感热邪多耗气伤津，致使肺气不宣，腑气亦不通，且小儿因饮食不当

196

而肠胃积食生热者众，故宋老临床治疗小儿外感热病，犹会详问患儿大便情况。如大便不爽甚或燥如羊矢状，几日不行，单用清热之品往往效果不佳，若伍用莱菔子、瓜蒌等理气清腑通便，则可使邪有出路，上下同清。若见高热心营受损、神昏抽搐之患儿，则加用开窍醒神、清热息风之品，如羚羊角粉、玳瑁粉等；痰热神厥者，加用安宫牛黄丸；湿邪郁闭、神昏欲睡者，用局方至宝丹；大便秘结、高热不退者，用紫雪丹。

宋老认为，类似小儿咳喘等外感热证、实证，虽初因外感风寒而发，但小儿体质纯阳，外邪极易入里化热，故宋老主张治疗小儿痰热咳喘等病应坚持"一清到底"，同时注意顾护脾胃、疏通肠腑，如此可防病传变，取效显著。宋老自创清肺利咽汤作为小儿外感热病常用主方，由银翘散合桑菊饮化裁，上清肺胃，下通肠腑，三焦同治，邪热自除。

（2）内伤兼顾扶正：朱丹溪《格致余论》曰："心，君火也，为物所感则易动，心动则相火亦动，动则精自走，相火翕然而起，虽不交会，亦暗流而疏泄矣。"宋老认为，现代人生活节奏快、精神压力大、夜生活丰富，使得其操劳、欲求多于古人，七情劳倦均可内生虚火耗伤阴精。故现代人阴虚者往往多于阳虚者，宋老常引诗"万家灯火暖云蒸，消尽天山太古冰"来警醒世人。宋老指出，温病营血分的重要治疗思路正是顾护阴液、扶助正气，"存得一分阴液，便有一分生机"。小儿为"稚阴稚阳"之体，又小儿虽心智初开，但与古时相比，现今社会信息庞杂、生活内容丰富，故每每可出现扰动心神的因素，从而进一步损伤其阴精。宋老在清热、化痰、祛瘀等驱邪用药的基础上，每将温病顾护阴液的用药特点应用于小儿内伤疾病的治疗中，临证擅长用药性甘凉或甘寒之品养阴增液，驱邪而扶正。

现今小儿多食、过食者众，易出现脾失健运、纳呆不化之证。调脾之时，宋老在用藿香、苏梗等芳香醒脾之品的同时，会伍用天花粉、竹茹等养阴清热及杏仁、薏苡仁、冬瓜仁等宣肺渗湿，而少用白术、半夏等燥烈之品，以护胃阴。又如，小儿再生障碍性贫血病情危重，患儿多为使用激素后效果不佳而来求治于中医，此时其多气血损伤严重，表现为气血两亏的内伤杂病特征。宋老认为此病初在脾胃，后至肝肾，故用药时健脾益气忌过于温燥而更加耗伤精血阴液；滋阴养血忌过于滋腻而影响脾胃运化。如临床中需大补元气时可用人参、紫河车之类，而气阴两虚或血虚甚于气虚时，补气过多则有余为火，耗阴动血，可引起出血等变证，故宜用沙参、百合等滋阴清热，生牡蛎、白芍药育阴潜阳；女贞子、黄精等补肝益肾，而少用党参、川芎等温燥伤阴之品。

## 2. 验案实录

（1）扁桃体炎案：曹某，女，7岁。初诊日期：

2003 年 2 月 10 日。

主诉：咽痛 4 日，发热 2 日。患儿既往 1 年内扁桃体炎反复发作，发作长则月余，短则十余日。刻下：咽痛不适，口渴多饮，食欲不振，夜寐打鼾，无咳嗽；大便干，2 日 1 行，尿黄；查体：心率 92 次/分，体温 39.6℃，双肺听诊（－），扁桃体两侧Ⅱ度肿大，有脓点；舌红、苔白略厚，脉弦滑数。西医诊断：扁桃体炎；中医诊断：乳蛾病。辨证：肺胃毒热，上攻咽喉。治法：清热解毒利咽。清肺利咽汤加减，处方：鲜芦根 20g，鲜白茅根 20g，菊花 10g，金银花 15g，忍冬藤 15g，连翘 10g，大青叶 10g，玄参 20g，赤芍 10g，紫花地丁 10g，生石膏（先煎）20g，天花粉 6g，蒲公英 10g，重楼 6g，浙贝母 10g，僵蚕 6g，桔梗 6g，甘草 6g。每日 1 剂，水煎，早晚分服。

二诊（2 月 17 日）：药后热退，咽不痛，扁桃体两侧各Ⅰ度肿大，上有血丝，无化脓点；夜寐无鼾，纳食尚可；大便略干，1 日 1 行，尿淡黄；舌淡红苔白，脉弦滑。前方加减，去大青叶、紫花地丁、天花粉，改僵蚕 10g，桔梗 10g，加板蓝根 12g、丹皮 10g、山慈姑 10g、山甲珠 3g。

三诊（2 月 24 日）：药后咽部无不适，扁桃体无红肿，纳可，便调，继前方 5 剂续服。1 周后电话随访，患儿诸证未发，纳寐俱佳。

按：本例患儿扁桃体炎反复发作近 1 年，体内素有邪热残留未净，此次发病，外毒内热交结于咽喉而病发，初诊行清热解毒利咽之法，以金银花、连翘、忍冬藤、桔梗等解表清热利咽，芦根、白茅根、石膏、天花粉等清肺胃邪热而顾护阴液，玄参、赤芍、紫花地丁等清热凉血解毒，佐以重楼、浙贝母、僵蚕等消肿散结止痛，二诊药后热渐清、肿见消，继行解毒消肿、软坚散结之法，于方中加山甲珠、山慈姑等巩固疗效。患儿经中药治疗3周余，反复发作之扁桃体炎得以控制，疗效满意。

（2）吸入性肺炎并发缺氧性脑炎案：黄某，女，1岁。初诊日期：2007年2月26日。

患儿难产，呛吸羊水后窒息，经急救后出现昏迷抽搐，外院诊为吸入性肺炎并发缺氧性脑炎，予镇静止痉西药治疗，初治显效，再度复发后西药用量超成人剂量仍未效，遂请宋师会诊。刻下：极度衰弱，肤薄少肉，瘦骨嶙峋，体形约如鸭子大，喉间痰鸣漉漉，喘息微弱，呼多吸少，四肢厥逆，时时抽搐，需随时给予吸痰、吸氧、输液与心电监测，不能进食；尿少，大便稀薄如水样；脉微难寻。西医诊断：吸入性肺炎并发缺氧性脑炎；中医诊断：痉病。辨证：元阳受损，痰浊闭窍。治法：化痰息风，开窍止痉。处方：鲜芦根15g，杏仁6g，冬瓜仁10g，生薏苡仁10g，葶苈子3g，黛蛤散5g，石菖蒲5g，川郁金3g，蝉衣3g，白芥子1.5g，僵蚕3g，全蝎1.5g。水煎，鼻饲，每日1

剂，每剂频饲。另加猴枣散 1.5g，水烊后鼻饲，每日2 次。

二诊（3 月 15 日）：诸证缓解，抽搐已止，四肢渐温，仍痰多，不会吞咽，但可用吸管进食牛奶，时见作喘，大便稀溏兼有黏液，每日 4 行，尿少。辨证：脾虚失运，湿痰壅盛。治法：益肺健脾，化痰止泻。方以自拟止泻散加减。处方：藿香 6g，苍术 4g，茯苓10g，防风 5g，白芍 6g，焦山楂 3g，乌梅 6g，生薏苡仁 10g，冬瓜仁 6g，败酱草 6g，北细辛 1g，诃子 3g，甘草 3g。

三诊（3 月 30 日）：意识尚欠清楚，但已有知觉，喘息缓解，痰涎尚多；腹泻已止，大便成形，日行 1～2 次，尿量较前增多；体温不稳定，时热时退，36～38℃，X 线检查示两肺纹理粗；手指指纹显红色，脉细。辨证：脾虚痰凝，余邪未清。治法：利肺化痰，祛邪醒窍。处方：鲜芦根 10g，麻黄 1g，细辛1g，杏仁 5g，生石膏 10g，桑白皮 5g，苏梗 5g，白芥子 3g，石菖蒲 5g，川郁金 5g，地龙 5g，黄柏 3g，五味子 3g，黛蛤散 5g，百部 5g，干姜 1.5g，羚羊角粉 0.3g。

继服 7 剂后，患儿神志渐清，喘息痰涎减少，能从口中徐徐进食。经查体温已正常，肺部炎症消失，1周后出院。2008 年元旦电话随访，家长述其女诸证未发，健康活泼，与治疗前判若两人。

按：《黄帝内经》云："诸气膹郁，皆属于肺。"患儿出生时肺气为羊水所伤，清灵阳气受阻，导致窒息昏迷、动风抽搐，病情危重，早期因西药镇静之剂过量，神志久昏不复，后又为内聚痰涎所蔽，清灵难复；又因先天脏腑稚弱，元阳受损，肺脾肾皆虚，水液宣发肃降失利，故出现水样便、尿少等症；肺失宣降，痰浊上壅而出现呼多吸少、痰鸣漉漉等症。故宋老先拟涤痰止痉，佐以清热开窍之法，以治标为主。同时此例患儿显现湿痰郁久、化热搏结于营血分之象，故用白芥子、全蝎、僵蚕等除湿通络。二诊诸证缓解后，以扶正治本为主，兼顾驱邪，宋老以自制健脾止泻散调理中州，运转枢机，方中藿香、苍术、茯苓等健脾化湿，白芍、乌梅敛脾止泻，细辛、诃子温阳化痰，诸药合用，共奏健脾温阳、化痰止泻之功。三诊继用清肺利气、化痰开窍之法收功。患者经中医药调治1个月余，痰湿得化，抽搐得止，正气得复。

（本文发表于《上海中医药杂志》2013年9期）

## 附：第一作者简介

叶茂茂，女，博士，主治医师。2001—2007年就读于天津中医药大学，取得中医心身医学博士学位，现于中关村医院中医科从事中医临床工作，2004年跟从国家级名老中医宋祚民先生拜师学习至今，在国家核心期刊发表论文 8 篇，如《宋祚民运用温病思路论治儿科疾病经验》《宋祚民关于川崎病的中医探讨》等，参与并完成国家自然科学基金项目《心身疾病的中医证候学评价及其相关的生理学基础》的科研工作。

# 宋祚民两步治喘法

李建　董伟　宋文芳

　　哮喘是儿科常见的一种呼吸道疾病，易反复发作，迁延难愈，病程越长，对患儿机体影响越大。如能坚持治疗，大多可以治愈。否则病情可由轻转重，由急性转为慢性，甚则可以终年不愈。故小儿哮喘病的防治工作，较成人更为重要。

　　哮与喘略有区别，轻者为喘，重者为哮，喘为哮之始，哮之喘之渐。凡呼吸急促，张口抬肩，不得平卧者谓之喘，喘时喉中伴有哮鸣声者谓之哮。喘指气息而言，哮指声音而言。哮必兼喘，而喘不一定兼哮。喘易治而哮难治。以上说明哮与喘，在临床辨证施治中是有区别的。但二者又可以相互影响，互为因果，故统称哮喘。

　　哮喘病因很多。《保婴撮要》云："喘急之症，有因暴惊触心者，有因寒邪壅盛者，有因风邪外客者，有因食咸酸积滞者，有因膏粱积热，熏蒸清道者。""若小儿先天禀赋不足或后天失调，机体素弱，腠理不密，卫气不固，则不能适应外界气候的突然变化，易为外邪所侵，首先是肺气虚损，导致外邪的侵袭，无论寒邪或热邪，外感或内伤，皆可影响肺气的宣透与肃降而咳喘。肺为娇脏，不耐寒热的侵袭，若反复发作，病程日久，则气阴俱伤，势必由肺波及脾肾。因脾为后天之本，与肺关系密切，脾虚则运化失调，积液成痰，痰阻气道，则呼吸不利。肾为失天之本，肾虚则脾气不振，湿痰内生。肺肾同源，肺主出气，肾主纳气，出纳失职，则肺气宣降无力，进而导致二脏功能失调而病情加重。《景岳全书》云："哮有宿根。"说明本病具有反复发作、连年不愈之特点。

　　本病有病程较长、反复发作、病久则虚的特点，故正虚是本病的主要矛盾，亦是辨证的主要依据。在缓解期要抓紧时机，以补虚为主。在急性发作期，多兼感外邪而诱发，无论是何种诱因，皆为邪实，故急性发作期的临床表现，多是虚实兼见，寒热并存，或痰浊互结，三者可相互夹杂，或互相转化，因此，哮喘在急性发作期属本虚标实证。其治疗大法，一般在发作时治标，缓解时治本，初病祛邪，病久扶正，虚喘者补之，实喘者泻之，虚实兼见者，补虚泻实兼顾之。

## 一、常规治法

　　**1. 哮喘发作期**　　分寒热两证，以"急则治标"为治则。寒则祛寒，热则清热。

（1）寒喘（感寒作喘，内有寒饮）

主证：面色黄白，消瘦，形寒肢冷，咳喘痰多，痰色稀白，甚则咳涎，或呕吐大量痰液，鼻流清涕，尿清便溏，舌质偏淡，舌苔薄白，脉浮数无力。

辨证：素虚咳喘，痰饮内伏。感邪诱发，痰浊阻肺，肺失宣降。

治则：宣肺散寒，温化寒饮，止咳平喘，佐以透邪。

方药：可用射干麻黄汤，或小青龙汤如减。

（2）湿痰喘（多因脾虚痰阻，肺失肃降，多见于婴幼儿）

主证：咳喘，痰声辘辘，反复发作，食欲不振，二便失常而无热象。

辨证：湿痰内伏，阻于气道。

治则：益气健脾，温化湿痰。

方药：用二陈汤加减。

（3）热喘（肺热气喘，痰热蕴肺，或肺胃蕴热）

主证：面赤口温，咳喘气促，夜间尤甚，痰黄黏稠，或发热汗出，小便短赤，大便秘结，舌质偏红，舌苔偏黄，脉浮数或滑数。

辨证：素虚咳喘，痰热蕴肺，感邪诱发，肺失清肃。

治则：清热宣肺，化痰平喘，佐以透邪。

方药：若偏热重，用麻杏石甘汤合银翘散加减；

喘偏重，用定喘汤加减；若咳重酌加百部、蝉衣；喘重的加地龙、诃子；热重酌加黄芩，或重用生石膏；大便秘结，酌加瓜蒌、大黄，或元明粉冲服。

（4）正虚气喘（指素体虚弱，感受气候影响，或异味刺激而发）

主证：体弱消瘦，多汗易感，咳喘突然发作，在发作前，有打喷嚏、流清涕之先兆。一般外无表邪，内无实热之表现，舌质正常，苔少或无苔，脉细无力。

辨证：气虚咳喘，正虚邪乘。

治则：扶正祛邪，益气平喘。

方药：用补肺汤，或六君子汤加减。若多汗者，酌加煅牡蛎、浮小麦、五味子；气虚体弱者，酌加黄芪、黄精。

**2. 哮喘缓解期** 经过治疗后，哮喘虽暂时缓解，但内脏之虚，尚未根除，根据"缓则治本"的原则，从扶正补虚着手，增强机体抗病能力，以防复发。

（1）肺虚喘（指肺气虚，气虚则表不固，自汗怕冷，易为邪乘而发）

主证：面色㿠白，气短懒言，语声低微，倦怠乏力，四肢不温，舌质偏淡，舌苔薄少。脉细无力。

治则：补益肺气，固表止汗。

方药：玉屏风散加味。若汗多加五味子、煅牡蛎；肢冷酌加附子、干姜；食欲不振，或小便频数，酌加鸡内金、木瓜。

（2）脾虚喘

主证：多发于气候突变，或寒冬季节，除见肺气虚症状外，还伴有痰多清稀，或泡沫痰，倦怠乏力，食欲不振，四肢不温，背部怕冷，喜暖恶寒，小便清长，大便稀溏，舌质偏淡、苔少，或舌有齿痕，脉细缓无力。

辨证：脾肺俱虚，湿痰内伏。

治则：益气健脾，理气化痰。

方药：用六君子汤加减。

（3）肾虚喘（肺脾病久，势必波及于肾，二脏可互为因果，本病多发于冬，或终年不愈，经常反复发作）

主证：除肺脾两虚所见症状外，伴有面色萎黄或褐暗，精神不振，气短懒言，形寒肢冷，多汗易感，尿频便溏，舌质暗淡，或舌胖淡有齿痕，苔少或无苔，脉沉细无力。

辨证：三脏俱虚，阴阳耗伤，肾不纳气。

治则：调补阴阳，以固下元。

方药：用补中益气汤，或七味都气丸加减。偏阳虚者，用金匮肾气丸方加减；偏阴者，用六味地黄丸方加减；若阴阳俱虚者，可用河车大造丸方加减。

以上几个方面为常规治法。宋老治疗哮喘，根据小儿哮喘有虚有实，有急有缓的特点，制定出两步治喘法，创制宋氏止喘1号方及2号方，应用于临床，取得较好效果。

## 二、两步治喘法

第一步：喘证发作期的治疗。

喘证发作时多为热、为实。因小儿多为阳盛体质，故寒证十分少见，即使初起为寒证，亦迅即化热化火，古人立有"急则治其标"的法则，故在哮喘发作时，治宜清肺降气，止嗽定喘，方用宋氏止喘 1 号方：

芦根 30g，白茅根 30g，生石膏 20g，五味子 6g，麻黄 1.5～3g，桑白皮 10g，黛蛤散 10g（包煎），百部 10g，白果 6～8g，葶苈子 6g，石菖蒲 10g，川郁金 6～8g。

本方中，芦根甘寒质轻，善清肺胃气分之热，兼有宣透之气。茅根与芦根同入肺胃经，用治肺胃热证。两药常同用，以加强清泻肺胃热邪之力。麻黄宣肺止咳定喘，与前二药共为主药。另麻黄配生石膏可加强清肺之力，五味子、白果收敛肺气，与麻黄配伍，一敛一散可加强定喘之力，但五味子与白果在新感时不宜应用。黛蛤散可清阴分之热，并软坚化痰；石菖蒲与川郁金配伍可加强开痰化浊之功效。葶苈子泻肺止咳。百部、桑白皮润肺平嗽。诸药合用共奏清热化痰、止咳定喘之功效。本方在应用过程中，应视具体病情而适当加减，以更切合实际。

第二步：喘证缓解期的治疗。

哮喘在缓解时，可一点不喘，也可以似喘非喘，多伴有面黄乏力、自汗盗汗等症状，呈脾肺两虚之象，甚者亦可出现面色㿠白，动则即喘之肾不纳气，元阳不足之象。治宜健脾润肺，化痰消喘。方用宋氏止喘2号方：

茯苓10g，冬瓜仁15g，生薏米15g，仙灵脾10g，百部10g，麻黄1.5g，丝瓜络10g，生牡蛎10g，法半夏6g，桃仁10g，杏仁10g，芦根15g，茅根15g。

本方中，茯苓、冬瓜仁、生薏米健脾祛湿化痰；仙灵脾止咳平喘，兼补肾壮阳，标本同治。百部润肺止咳；麻黄宣肺定喘；丝瓜络通络散痰；生牡蛎软坚化痰；半夏燥湿化痰；桃仁、杏仁相配可增强止咳平喘之力，且久喘必有瘀，可以桃仁活血化瘀，芦、茅根共用表里双清。诸药合用，既健脾补肾，又止咳化痰消喘。

在用药方面，石菖蒲、郁金作为对药，用治咳喘之证，为取《温病全书》菖蒲郁金汤之意。菖蒲温而平和，其气清爽，入中焦可醒脾化湿，入胸膈可疏达凝聚之痰浊。郁金辛散入心肝血分，既清心火，又利气开痰。两药相配可利窍化浊除痰，对于痰热闭肺之喘证，可谓釜底抽薪，痰去则喘自止，此外，芦根、茅根、菖蒲，若以鲜品入药，则疗效更佳。

**病例1** 南某，男，1.9岁。1989年10月24日初诊。患儿发热，喘憋半日。今晨起患儿发热，满面红赤，体温高达40℃，咳喘痰多，喘促发憋，不得平卧，并可见其张口抬肩，三凹征（＋）。其尿黄，大便干，二日一行。观其舌苔：舌质红，黄苔，苔后干燥，并见苔剥。再查其指纹：指纹紫滞入气关。诊其脉：脉细滑数，往返如珠。辨证：痰热闭肺。治法：清热化痰定喘。方药：宋氏止喘1号。鲜芦根15g，鲜茅根15g，麻黄1.5g，生石膏15g，细辛1g，黛蛤散6g（包煎），五味子6g，桑白皮10g，百部10g，银杏6g。3剂，水煎服。牛黄抱龙丸，每次半丸，日服3次。

二诊：患儿服2剂后，喘止热退，但仍咳嗽，有痰，纳差，大便干，舌苔白厚，剥苔处已见薄苔，脉细滑。仍以前方为基础，去银杏加法半夏3g、陈皮6g。

三诊：上方又服5剂，咳止，痰消，诸症皆消而愈。

**病例2**　李某，男，5岁。1989年9月16日初诊。咳嗽1年，喘半年，咳喘时作，晨起夜重，纳呆，面黄，体瘦，手心微热，气池暗，舌淡红、苔白略腻，脉浮滑数，指纹淡紫，入风关。辨证：脾虚肺热。治法：健脾清肺，化痰止咳。方药：宋氏止喘2号。鲜芦根15g，鲜茅根15g，麻黄1.5g，法半夏6g，桃仁10g，百部10g，杏仁10g，生牡蛎10g，生薏米15g，茯苓10g，冬瓜仁15g，仙灵脾10g，丝瓜络10g。3

剂，水煎服。牛黄抱龙丸，每服半丸，日服 3 次。

二诊：服药 3 剂，患儿自觉胸中气爽，夜寐安平，但纳食仍少，汗出较多，舌淡红、苔白滑，脉弦滑，继以上方重用生牡蛎 18g，将麻黄改以麻黄根 6g。

三诊：又服上方 10 剂，汗出明显减少，纳食有所增多。停服汤药，改以健脾粉服之。1 年后追访，健脾粉服用 1 月后，停用。至今喘未作。

哮喘乃儿科常见病，临床有虚有实，有寒有热。小儿喘证发作时，多为热、为实；不喘时，虚证多见，因小儿多为阳盛体质，故寒证十分少见，即使初起为寒证，很快便可化热化火。因此，本着急则治其标，缓则治其本的原则，治疗小儿喘证，哮喘发作，以实热证为主，故应以清肺降气，止嗽定喘之祛邪为主，如例 1。此为第一步。第二步：哮喘由发作趋向于缓解或平日似喘非喘，并兼脾虚诸证，是为虚证，其治疗当以健脾补肾润肺之扶正为主，佐以祛邪。在用药方面，常用芦根、茅根。二药虽同为甘寒之品，入肺胃二经，有相同的清泻肺胃的功效，但二药一个入气分，一个入血分；一个有宣透之性，一个具有清热凉血之功。因此，二药同用，既可解毒，又可清里，相得益彰，对于肺热咳喘之证用之，效果颇佳。治疗咳喘，常常应用石菖蒲、郁金。菖蒲温而平和，其气清爽，入中焦可醒脾化湿，入胸膈可疏达凝之痰浊；郁金辛散入心肝血分，既清心火，又利气开痰。二药相配，可利窍化浊除痰，对于痰热闭肺之喘证，可有釜底抽薪之妙，痰去则喘自止。宋老取《温病全书》菖蒲郁金汤之意，用于治喘证，确有独到之处。对鲜芦根、鲜茅根、鲜菖蒲、鲜石斛等药，以鲜品入药，其疗效更佳。

（本文发表于《上海中医药杂志》
1991 年第 12 期）

# 宋祚民以肺为气之主、肾为气之根思路治疗小儿咳喘临床经验

叶茂茂　刘晨涛　宋瑾

　　宋祚民（1925—　），男，北京市人，首都医科大学教授，1989 年北京市第一批名老中医专家，北京市首批及第三批名老中医专家学术经验继承工作优秀导师，先后被聘为中华中医药学会儿科分会理事，北京中医药学会常务理事、儿科委员会主任委员，北京中医医院学术委员会委员、儿科学术带头人。宋老师承民国初年"京城四大名医"之一孔伯华先生，苦研医籍，悬壶济世，至今已七十余载。建国初期曾应卫生部委派进行乙型脑炎、麻疹等小儿传染病的中医药防治工作，后于北京中医医院专研儿科，时至今日诊病活人无数。小儿属"稚阴稚阳"之体，脏腑娇嫩、形气未充、易虚易实，病势变化更能体现人体正、邪变化规律。宋老用药轻灵，治病祛邪不伤正气，用药方法巧妙，笔者有幸随诊案侧，获益良多。现遇一小儿慢性咳喘病案，诊治过程尤能体现宋老扶正祛邪相

辅相承，慢性咳喘以肺为主，脾肾为根的思想，总结并附验案如下，以飨同道。

**1. 论治经验**

哮喘是小儿常见呼吸道疾病，易于反复发作，病程越长对其影响越大，病势可由轻转重，由急性转为慢性，由实转虚。小儿如先天禀赋不足或后天失养，机体正气不强，卫气不固，则不易适应外界环境（粉尘、花粉、虫螨等）、气候（寒、热）的变化，为邪气所侵，一般先为肺气受邪，肃降失职而为咳喘。肺为水之上源，若雾露之溉，有润肤泽毛之功，肺伤则肌肤少泽。又肺为娇脏，不耐邪气，若咳喘反复发作或持久难愈，则气阴必伤，正气损耗过甚，则累及后天脾、先天肾。脾为仓廪之官，精微物质运化之府，脾伤则运化失职，正气失养，精微不化而痰浊内生更甚，使病势恶化。肺脾正气损伤，邪气更进，则久喘必及肾。肾为水之下源，肾功不利，则下源上源同病。肾为人之根本，肾精不足，肾不纳气，则咳喘更甚，病进正更虚之象更著，肾之精少一分，则生命之火弱一分。咳喘久病则为肺、脾、肾三脏同病，病程越长越要重视正气的培护。可以说，慢性咳喘后期三脏正气的损伤、功能的失职也正加重了邪气深入、咳喘加剧，而在扶助正气中增强脾肾先后天的作用则更加重要，如病体羸弱，则肾精的维护应更为重视，因"肺为气之主，肾为气之根"。

"肺为气之主，肾为气之根"，此语出《类证治裁》："肺为气之主，肾为气之根。肺主出气，肾主纳气。""肾为气之根"是指肾是人体一身之气的根本。从《类证治裁》原文所述来分析，"肾为气之根"是承"肺为气之主"而言，其后又说"肺主出气，肾主纳气"，强调肾气在呼吸中的作用，"肾为气之根"与"肾主纳气"是异语同义，即肾为一身之气的根本，具有摄纳呼吸之气，保持呼吸深度，防止呼吸表浅的作用。又有《临证指南医案》说：喘息"在肺为实，在肾为虚"。《证治准绳》亦云："肺虚则少气而喘，若久病仍迁延不愈，由肺及肾，则肺肾俱虚。或劳欲伤肾，精气内夺，根本不固，皆使气失摄纳，出多入少，逆气上奔而发喘。"则说肾气失守，在慢性咳喘病势进展中的促进作用，正虚邪进，此时，扶正（补肾）对驱邪（宣肺止咳喘）有重要意义。

宋老在治疗此种虚喘证时，尤注意患儿的脾肾正气调养，自拟健脾之悦脾汤方，加入补肾精之大芸、仙灵脾、何首乌，甚则用紫河车补精填髓，顾护正气，兼顾宣肺止咳喘祛邪。笔者认为此诊病思路，体现了宋老对疾病正、邪的考量，病势的发展为正邪较量的过程，医者治病就是帮助病患增加正气、战胜邪气，祛除疾病的同时，不可以伤害人体的正气为代价，而是促使正气战胜邪气，遣方用药，如用兵法，不可鲁莽。好的医者如同高明的军师，以最小的伤亡得到最大的收益。邪盛病进，正气尚可之时，要强药克敌；如邪进正也虚时，则必须考虑用药分寸，尤其在病患体虚之时既攻邪，也绝对不可伤正。正气是人生命之根本，复苏之源。而正气之根，源于脾肾。当病势趋重，则必关乎根本之肾精，补肾气健脾胃，培补先天后天，同时给予相关祛邪之品，以观后效，待正复之机，则为邪去之时。

**2. 验案实录**

崔某，女，1岁5个月。

初诊：2013年6月2日。

患儿咳喘反复发作，其家属诉患儿自未满周岁时支气管炎治疗不当后转为哮喘，后经激素雾化治疗，在广州医治一年有余，不愈，来京寻医。现咳喘频作，形消体弱，面色萎黄，头发稀少，肋骨外翻，精神困顿，大便干球，日一行，肺部可闻及喘鸣音。此病属肺、脾、肾同病，气郁失降痰浊。方药如下。

苏子10g，银杏3g，橘红5g，黛蛤散10g，麻黄1g，钩藤10g，全蝎1.5g，乳香1g。7剂，水煎服。

方解：方中苏子降气，银杏敛气，橘红化痰，黛蛤散育阴清虚热，麻黄利肺定喘，钩藤通便息风，全蝎强壮息风，乳香疗伤，久病喘重伤肺，此药可治肺脓肿病，伍以黄芪。

二诊：2013年6月9日。

服上方后疗效满意，喘见平，纳食见佳，面显润泽，神气渐复，病家满意，令人高兴。现听诊：肺部可闻及干啰音、喘鸣音。大便干球，日二行，肋间串珠，形体瘦小，指纹紫，推之不移，脉细滑数，四缝纹满，手心热。方药如下。

方药一：

藿香6g，苏梗10g，竹茹10g，佛手5g，焦三仙15g，花粉10g，乌梅5g，砂仁3g，黄精10g，山药10g，紫河车0.5g，何首乌10g。10剂，水煎服。

方药二：

苏子10g，银杏5g，橘红5g，黛蛤散10g，麻黄1g，钩藤10g，全蝎1.5g，地龙5g，紫菀5g，白前5g，白芥子1.5，莱菔子3g，炙百部5g。10剂，水煎服。

方解：方药一以悦脾汤加黄精益气养血，山药补气健脾，紫河车大补元气，何首乌养阴血固肾气，共奏固本健脾益气。方药二中苏子降气止咳定喘，银杏敛肺固气，橘红和胃化痰，黛蛤散清虚热软坚化痰，麻黄宣肺止咳定喘，钩藤平肝通便，全蝎止痉，地龙止喘定痉，紫菀润肺止咳，白前宣肺气止咳，白芥子辛通除痰定喘，莱菔子降气和胃消食，炙百部肺治久咳劳伤。

## 小结

本病儿年幼小，初发作兼外邪夹痰热，久病反复发作多虚，病及肺脾肾。肺为水之上源，输布全身。肺为华盖，有充肌泽毛之功能。咳喘致肺失肃降，亦损伤其滋润功能，而使皮肤失润萎而不泽。久喘逆又致纳食减少，脾失健运。脾主肌肉四肢，纳入精微减少，不得充养肌腠，也进一步使病儿形体消瘦失泽。病儿稚阴未充，稚阳未长，肺、脾之患日久必及肾元。肾主纳气，则喘咳更甚。肾主骨生髓，先天之本，生命之火种，肾伤则成体质更虚之痨证。喘促近似马脾风，急则治标止咳定喘，缓则固本益肾健脾益气。宋老先行降气化痰、清热定喘之剂，观其效显，再由肺脾肾三脏同病之证互参，而祛邪、扶正并行，如拟一方，则药性难免互相干扰，不如并开两方，交替而用，经治疗后喘息已平，面显润泽，而且患儿活泼，家属十分满意，一为驱邪，一为培正，相辅相成，相得益彰，并收良效。

# 宋祚民运用清肺降气汤治疗小儿咳嗽

李建

清肺降气汤是宋祚民主任医师经数十年的临床实践，总结出的治疗各种类型咳嗽的基础方，并以此方加味治疗各型咳嗽，疗效颇著。

## 一、组成

清肺降气汤的组成有芦根、茅根、桑白皮、苏子、苏梗、杏仁等。

## 二、加减法

**1. 外感风寒咳嗽**　加麻黄辛温解表，荆芥、桔梗散寒解表。

**2. 外感风热咳嗽**　加菊花、前胡、牛蒡子、薄荷等宣散风热之药。

**3. 痰热郁肺**　加生海石、生蛤壳软坚化痰；葶苈子、白芥子泻肺化痰；生石膏、鱼腥草清肺热；麻黄宣肺。

**4. 痰热闭肺**　加菖蒲、郁金以宽胸行气化痰，加连翘、钩藤清热息风定喘，桃仁配杏仁活血化瘀止咳喘。

**5. 痰湿内盛** 加法夏、茯苓、冬瓜仁以健脾燥湿化痰，加百部以润肺，白果以敛肺气。

**6. 肺燥阴伤（余热不净）** 加沙参、百部、枇杷叶以润肺止咳，黛蛤散、地骨皮清阴分虚热，丝瓜络通肺络，利肺气。再配以黄芩、鱼腥草清热化痰，虚热实热皆可用之。

宋老还十分擅长在汤药中随证配伍中成药，如牛黄抱龙丸、牛黄清热散等。牛黄抱龙丸清热祛风化痰，适用于咳嗽、痰多之证；牛黄清热散清热泻肺胃实火，适用于咳嗽发热之证。

## 三、典型病例

**例1** 罗某，男，2.5 岁。1989 年 12 月 14 日就诊。

患儿咳嗽 3 天，咳嗽有痰，黄痰，发热，无恶寒，低热，T 37～38℃，咳嗽白天、夜晚均重，阵作，纳食减少，大便干燥，一日一行。

两颊红，指纹青长，入风关，舌红、苔白厚略腻，脉弦滑数。双肺听诊可闻及中小水泡音。外院拍胸部 X 片提示肺炎。

辨证：痰热闭肺。

立法：清泻肺热，降气化痰。

221

方药：清肺降气汤加味。

芦、茅根各 30g，杏仁 6g，桑白皮 10g，苏子、梗各 10g，葶苈子 6g，麻黄 3g，生石膏 20g（先煎），白芥子 3g，石菖蒲 10g，川郁金 6g，生海石 10g，鱼腥草 15g。配服：牛黄抱龙丸，每次半丸，日服 3 次。

上药服 2 剂后，热退。第 3 剂后，咳嗽明显减轻，大便转软。第 5 剂后复诊，偶有咳嗽，双肺水泡音消失，但可闻及痰鸣音。舌苔转薄白，脉弦滑，继服上方 3 剂，咳止，双肺痰鸣音消失，复查胸透：双肺（－），病愈。

**例 2** 张某某，女，7 个月。1990 年 1 月 9 日就诊。

患儿咳嗽 1 周。咳嗽、痰多，色白，喉间痰鸣，流涕，纳可，大便溏，日二三次，患儿体胖，头发黄疏，舌质胖淡、苔白滑，脉弦滑，指纹淡红隐现。

辨证：脾肺失调，痰湿内盛。

立法：健脾清肺，祛湿化痰。

方药：清肺降气汤加味。

芦根 15g，杏仁 6g，桑白皮 6g，苏子、梗各 6g，麻黄 1.5g，百部 6g，茯苓 10g，冬瓜仁 10g，橘红 3g，清半夏 5g。

配服：鲜竹沥水，每次 5ml，日服 3 次，与汤药同服。

上药服 3 剂，咳减轻，痰减少，停服竹沥水，继服上方 4 剂后，咳止，喉间痰鸣消失，大便仍溏，继服健脾丸药而愈。

（本文发表于《北京中医》杂志 1990 年第 6 期）

# 宋祚民老中医治疗小儿多动症经验

樊惠兰　李建

宋祚民老师是全国 500 名老中医之一，20 世纪 40 年代就学于北平国医学院，师从京华名医孔伯华先生，尽得其真传，行医 60 余载，以擅长治疗温热时病、血液病、脾胃病、关节病、小儿多动症而著称。现将宋老治疗小儿多动症的经验总结如下。

小儿多动症属于儿科的疑难杂症，近年来发病率显著增加，已成为临床常见疾病。该病以身体多动、情绪多变、注意力不集中为主要临床特征。本病与西医的多动综合征（轻微脑功能障碍综合征）、局部抽搐症、多发性抽搐症（抽动－秽语综合征）相近。

中医认为，本病是由心、脾、肝、肾诸脏的阴阳失调所致，一般多分为下列几个证型。

## 临床常见的分型与治法

临床多分为心脾气虚、阴亏阳亢、痰火扰神三个证型。

**1. 心脾气虚**

症状有多动：挤眉、弄眼、耸肩等，注意力涣散，夜寐不安，失眠健忘，神疲乏力，纳呆便溏，面色萎黄。舌淡少苔，脉细缓。治以补益心脾，安神定志。常选用四君子汤、归脾汤加减治疗，常用的中药有黄芪、党参、山药、茯神、白术、菖蒲、远志、酸枣仁、钩藤、夜交藤、生龙骨、生牡蛎、炙甘草等药。加减：胸闷憋气者，加郁金、薤白宽胸理气；便溏者，加苍术健脾燥湿。

**2. 阴亏阳亢**

症状有形体消瘦，精神涣散，易怒易躁，多动多语，颧红，盗汗。舌红苔少，脉弦细。治以养阴平肝潜阳。常选用六味地黄丸、大补阴丸等加减治疗。常用的中药有生地黄、枸杞子、女贞子、旱莲草、当归、白芍、百合、合欢花、钩藤、珍珠母、生龙骨、生牡蛎、杭菊花。加减：神情郁闷者，加柴胡、郁金、菖蒲疏肝理气；纳呆便溏者，加云茯苓、白术、荷叶等健脾升清阳之药。

**3. 痰火扰神**

症状有多动难以制约，多语不避亲疏，烦急易怒，神思涣散，口渴多饮，纳呆口臭，尿黄便干。舌红苔黄厚或腻，脉滑数。治以清热安神，化痰开窍。常选用黄连温胆汤加减治疗，常用的中药有黄连、炒栀子、半夏、竹茹、枳实、陈皮、茯苓、胆南星、菖蒲、远志、郁金等。加减：便秘者，加大黄泻热通便；头目昏蒙者，加佩兰、藿香芳香祛湿，或薏米健脾化湿。

## 宋老的治疗方法与经验

宋老认为，多动症属中医肝风、失聪、健忘范畴，与心、肝、脾、肾诸脏关系密切，部分医务界人士从心脾入手、从脾肾入手研究本病。宋老通过大量临床实践总结后，认为，心、肝、脾、肾诸脏中，肝脏对于小儿多动症最为重要。肝主人体生发之气，肝气生发则五脏俱荣，小儿生机蓬勃，精气未充，肝阳易旺，肝风易动，故有"肝常有余"的生理特点。肝为刚脏而性动，主筋藏魂，其志怒，其气急，所以小儿多动症的发病与肝脏功能失调关系密切。此外，中焦脾胃亦十分重要，脾为后天之本，小儿生长发育，以及五脏六腑、四肢百骸的荣养，皆靠脾胃产生的水谷精微来提供，由于小儿饮食不知自调，"饮食自倍，肠胃乃伤"，脾运失司，生化乏源，肝失荣养，是造成多动症发生的内在原因。宋老正是以中医理论为基础，总结多年临床经验，采用平肝潜阳为主，兼顾健脾养胃为辅治疗小儿多动症，取得较好的效果。

宋老常用的中药有生石决明、白蒺藜、杭菊花、杭白芍、石菖蒲、川郁金、僵蚕、蝉衣、薄荷、茯苓、山药等，以平肝潜阳、柔肝健脾为治疗大法，达到调整肝脾阴阳，使肝气平和、中气充盈，人体阴阳平衡的目的。

对于痰蒙清窍，多动难以制约，多语不避亲疏，抽动较重者，可加用青礞石、天竺黄，或将礞石滚痰丸、牛黄抱龙丸加入其中，同煎服。即在每次煎药时，用布包 1 丸礞石滚痰丸，或牛黄抱龙丸，放入汤药中同煎。

对于多动频繁者，在应用钩藤等植物药效果不好时，应加用全蝎、蜈蚣等动物药，镇痉息风止动。

对于多动不甚频繁，体质较弱者，治疗时要以健脾为主，应用宋老的悦脾汤加减治疗之。虽有多动不治动而治以调脾，此乃不治动而动则自止之意。

## 典型病例 1

迟某，男，8 岁。患儿四肢时时不自主抖动月余，同时腹肌不时上下抽动。在受批评、训斥时症状加重。上课时精神不集中，小动作较多，烦急，易激惹。查体见患儿形体消瘦，舌体瘦小、舌质偏红、少苔，脉弦细。中医辨证：肝肾阴虚，肝失所养，肝郁气滞。治宜滋养肝肾，疏肝理气。方药：生石决明 30g（先煎），珍珠母 15g（先煎），杭菊花 10g，杭白芍 12g，生地黄 10g，枸杞子 10g，女贞子 10g，旱莲草 10g，当归 10g，石菖蒲 10g，川郁金 10g，百合 10g，钩藤 15g（后下），川楝子 10g。

患儿服药 7 剂后，诸症大减，自诉有时上课感到头昏不清，加荷叶 10g 以升清阳之气，加茯苓 15g 健脾渗湿、宁心安神。

坚持服药 28 剂，家长反映患儿情绪稳定，多动症状基本消失，上课已基本可以坚持听讲，学习成绩有所提高。继服前药，改两日服一剂，连服三个月后停药。

一年后追访，患儿正常，多动症痊愈后未出现反复。

按语：此例患儿消瘦，平素急躁易怒，舌体瘦小偏红，说明其多动属肝肾阴虚，水不涵木之证。病位主要在肝肾。肾为先天之本，肝肾同源，小儿阴常不足，加之调养不当，造成肝肾阴虚之候，导致出现肝阳偏亢之象，如急躁易怒、多动多语。本病虽以多动为主症，但本型中以肝肾阴虚为主要矛盾，因此治疗时应从滋补肝肾入手，不能一味安神。通过滋养肝肾，阴血得以充盈，自能达到平肝息风之目的。

## 典型病例 2

童某，男，11 岁。患儿多动不宁数月，老师反映患儿上课注意力不集中，不能按时完成作业。伴见面色少华，时有气短心慌，夜寐不安，纳差，大便溏薄，一日一行。校对试验水平较差。舌质淡、苔薄，脉细。中医证属：心脾两虚，心神不宁。治宜补益心脾，宁心安神。方药：藿香 10g，苏梗 10g，竹茹 10g，佛手

10g，太子参10g，沙参15g，焦三仙10g，天花粉10g，乌梅10g，茯苓15g，黄芪10g，山药10g，石菖蒲10g，川郁金10g，炒枣仁20g，钩藤15g，夜交藤10g。

服上药14剂，患儿纳食明显增多，面色好转，睡眠较前安稳，但上课仍不能认真听讲，精神不集中。上方加五味子6g、麦冬8g，取生脉散之意养心敛气；加珍珠母15g镇心安神。

再进30剂，家长反映患儿上课能坚持听讲，回家后能主动完成作业，经查校对试验水平已在正常范围。

按语：患儿素体脾虚，故见面色少华、纳呆、便溏等症状。脾胃乃后天之本，气血生化之源，脾虚则生化乏源，五脏六腑失于滋养，而出现气血不足之证。脾主气，心主血，故表现为心脾两虚的症状，所以在治疗时应从心脾入手，用悦脾汤为基础方加减，健脾益气，使中焦得以运化，健脾开胃，使水谷得以消化，脾运强健，气血得有化生之源，故脾气充盈，则心气、心血亦得以充盈。用生脉散养阴益气敛气，心气盈则心神宁，心血充则心有所主，起到补益心脾、安神定志的功效。

## 体会

小儿多动症，目前已成为临床常见疾病，中医对本病的研究自20世纪80年代开始。中医普遍认为，小儿多动症的发病与小儿生理上的"脾常不足""肝常有余""肾常虚"关系密切，临床根据小儿症状的主次而分成心脾两虚型、肝肾阴虚型、痰火扰神等证型，各型之间相互关联，相互影响。肾为先天之本，若患儿先天禀赋不足，加之后天调养不当，则致阴阳失衡，形成肝肾阴虚、肝阳上亢、肝风内动之候，如烦急易怒、形体多动。肝藏血，血属阴，肝肾阴虚则阴血亦虚，血不养心则注意力涣散，易忘事。脾为后天之本，小儿饮食不知自调，"饮食自倍，肠胃乃伤"，脾运失司，生化乏源，先天之肾得不到充养，阴血无以化生，心脾两虚而引发诸多证候。宋老认为，在五脏中，肝对于小儿多动症最为重要。因此在治疗时，多采用平肝潜阳为主，兼顾健脾养胃为辅治疗小儿多动症。

宋老具体治疗用药时，多注意治标与治本相结合。治标是指在辨证用药基础上，根据患儿多动的特点，加用重镇安神之品缓解症状，可选用龙骨、牡蛎、珍珠母、灵磁石等具有平肝潜阳功效，又能宁心安神的药物。现代医学研究认为龙骨、牡蛎煎熬后有抑制骨骼肌兴奋的作用。心脾两虚型的治疗，应以健脾为主，脾健运生化才能有源。多动儿童一般睡眠较差，所以在用药时，应注意佐用安神宁心之品，其中酸枣仁能益肝养血，其水溶液有镇静、安神、催眠的作用，是临床常用之品。肝肾阴虚型的治疗，则以益肾养阴为重，因为肝肾同源，肾阴充盛则肝之阴血亦充足。通过滋养肾阴、养血和血来柔肝敛阴、平潜肝阳。

宋老常常强调，患者要及早就医，早就诊的患儿治疗时，疗程较短，临床治愈率高，追访显示很少出现病情反复。

宋老观察到，多动症状如摇头、眨眼、耸肩及上课做小动作等，与注意力涣散、学习成绩差相比，在服药一定时间后，多动症状最早出现好转，随后注意力及学习成绩逐渐出现好转。在痊愈的病人中，多动症状最早消失，继续服药则注意力及学习成绩逐渐恢复正常。因此宋老认为，肝主筋主风，肝气过旺则肝风动，肝风动则筋拘挛，身体多动。肝主气，气贯穿于全身，肝气调达，全身舒畅，五脏俱荣。肝气郁结则烦急，易激惹，任性冲动。肝气郁结则五脏之气不畅，五脏为之累而损。如心主思，心气不畅则才思不敏，神思涣散，学习成绩下降。所以肝是主要矛盾，治肝调肝是宋老治疗小儿多动症的主要方法，也是宋老治疗小儿多动症的重要思路，这是我们在跟宋老学习中的一点体会。

## 附：第一作者简介

樊惠兰，女，主任医师，1985年毕业于首都医科大学中医药学院，获学士学位，从事中医儿科临床、教学和科研工作近30年。1985—1987年曾跟随宋祚民等北京中医医院儿科的老大夫抄方学习，受益匪浅。

在小儿易感、发热、咳嗽、厌食、积滞、便秘、遗尿、肾炎、肾病等小儿常见病、多发病的预防、诊断及中西医诊治上，临床经验丰富，疗效肯定。在临床教学工作中，为中医学本科专业学生讲授中医儿科课程，指导学生毕业实习及下级医师临床工作；主持首都医科大学校长基金重点课题一项，发表教育教学管理论文 3 篇。在学术上不断总结临床经验，发表学术论文近 20 篇，参与《中医儿科学》教材等 5 部著作的编写。

# 宋祚民治疗小儿病毒性心肌炎经验

## 李建 宋文芳

病毒性心肌炎是一种小儿常见的后天性心脏病，小儿病毒性心肌炎是西医病名，属于中医心悸、怔忡、胸痹等范畴。其临床表现具有多样性、多变性和易变性。常以神疲乏力、多汗、心悸、气短、胸闷、面色苍白为临床特征。心电图常表现为：心动过速（或过缓）、第1心音低钝，时有舒张期奔马律和第3、4心音，心尖区轻度收缩期杂音及各种心律失常（以期前收缩多见）。重型起病较急，可表现为心力衰竭和/或心源性休克，严重心律失常，也可发生猝死。

宋祚民老师认为，本病在中医虽无直接对应的病名，但与其相似症状的病是有的，比如心悸、怔忡等，本病依据中医辨证施治同样可以收到较好的效果。

本病多因病毒感染性疾病而引起，如感冒、肠炎等。中医则认为，因感受风热邪毒，内损于心所致。其病在心。宋祚民老师认为，本病初为邪实正虚，或虚实夹杂，而后期则是正气亏虚、心之气阴不足为主。故宋老治疗本病重在调补气阴。今举3例说明宋老治疗本病的特点。

**例1** 刘某，女，13岁。1990年7月24日初诊。主诉心跳剧烈3月。患儿曾在外院查心电图示：S－T段偏移，T波低平，心律失常，室性早搏，呈二联律。确诊为心肌炎。现患儿仍心慌心悸，胸闷憋气，盗汗，夜寐不安，舌尖红、苔淡黄厚，脉结代。咽红，心率100次／分，心尖部可闻及期前收缩，每分钟6次。中医证属：气阴两伤，心阴不足。治以补益气阴，重补其阴。方用生脉散加减：北沙参30g，麦冬10g，五味子6g，生龙骨15g，生牡蛎15g，鲜石斛10g，佛手10g，白芍10g，茯苓10g，丹参10g，鸡内金10g，炙甘草10g。水煎服，7剂。

二诊：患儿服完上药后，自觉胸闷减轻，并且盗汗明显减少，结代脉亦减少。复查心电图：二联律消失。听诊心尖部每分钟可闻及3次早搏。唯咽仍红，咽喉乃少阴经脉所循行，此为少阴郁热上冲，宜加清热利咽之品，故于上方之中加用连翘12g、板蓝根10g。

三诊：患儿服上药12剂后，胸闷憋气、心慌心悸消失，咽不红，盗汗止。说明患儿营阴已渐恢复，虚热渐除，血脉渐畅，故患儿结代脉亦减少，诊脉2分钟，仅见2次结代脉。继宗前法加甘松6g，以鼓气通脉，醒脾健胃。

四诊：又服6剂，复查心电图：正常心电图。与前图相比，S-T 段及 T 波已恢复正常，室性早搏消失。心率 84 次/分，律齐，心音有力，未闻及早搏。复查心肌酶谱：均正常。唯脉象仍沉细弱，故仍以前方去清热之品，配制丸药服之，以资巩固。经半年追访，病未再发。

**例 2**　李某某，男，12 岁。1990 年 7 月 25 日初诊。主诉心慌气短 1 年余，曾查血清肌酸磷酸激酶、乳酸脱氢酶及谷草转氨酶均高于正常值。心电图示：P-R 间期延长（0.24 秒），I、II 导联 S-T 段下降，室性早搏，呈二联律，心动过缓（56 次/分）。确诊为心肌炎。患儿胸闷憋气，心慌气短，动则更甚，身倦乏力，自汗懒言，纳呆，面色苍白，气滞青暗，舌质淡、苔薄白，脉结代无力。心脏听诊每分钟可闻及 18 次早搏，节律明显不齐。中医证属：气阴两虚，心气不足。治以补益气阴，调养心气。方用炙甘草汤加减：炙甘草 12g，北沙参 30g，桂枝 1.5g，麦冬 10g，大枣 6 枚，百合 15g，生黄芪 15g，白芍 10g，丹参 10g，菖蒲 10g，生龙骨 15g，生牡蛎 15g。

二诊：服上药 7 剂，心慌、自汗明显减轻，但仍感胸闷憋气，脉仍见结代，心脏听诊同前。前方去沙参、百合、龙牡，加甘松 6g、郁金 10g、当归 10g、川芎 6g。

三诊：服前药 7 剂，心慌胸闷明显减轻。心电图示：二联律消失。心率 66 次/分，早搏次数减至 9 次/

分。仍感乏力，气短，脉仍见结代。效不更方，再服7剂。

四诊：服药后，患儿心慌气短消失，胸闷、自汗亦消失，心脏听诊：心率78次/分，律齐，未闻及早搏，但仍感乏力、纳呆。前方加砂仁6g，炒谷、稻芽各10g。半年后追访，患儿服上药14剂，诸症皆消。复查心电图：P－R间期0.18秒，正常心电图。复查心肌酶谱亦转为正常。

**例3** 吕某某，女，5岁。1989年12月3日初诊。家长代诉：1月来患儿时叹息，胸闷心慌，活动后加重，纳少，体瘦，乏力，自汗，盗汗，夜寐多梦，记忆力差，烦急易怒。患儿自幼多病，平素极易感冒，其面色苍黄。舌淡红、苔白，脉结代，心率104次/分，第1心音减弱，可闻及早搏12次/分。心电图：S－T段下降，Ⅰ度房室传导阻滞。血生化检查：乳酸脱氢酶、肌酸磷酸肌酶及谷草转氨酶均高于正常。诊为心肌炎。中医证属：气血不足，阴阳两虚。治以补益心阴，调养心气。方用生脉散与炙甘草汤合方加减：党参10g，麦冬10g，五味子10g，桂枝1.5g，生黄芪30g，白芍10g，丹参10g，石菖蒲10g，佛手10g，石斛10g，生鳖甲10g（先煎），生龙、牡各10g（先煎）。

二诊：服药后患儿胸闷心慌、叹息等症状明显减轻，故将上方连服4周，计28剂。现患儿叹息已消失，心慌亦明显减轻，夜寐转安，心脏听诊仅闻及一次早搏/分。心电图：正常心电图。上方去党参、桂枝，加炒麦芽 10g、甘松 6g、龙眼肉 10g。

半年后追访，患儿服上药 2 月，诸症皆愈。在当地医院复查心电图、心肌酶谱，均正常，心脏听诊亦正常。

按：病毒性心肌炎属于中医心悸、怔忡、胸痹等范畴，其中也包括了部分疑似心肌炎、心脏神经官能症等疾病。宋老认为，本病系各种原因引起小儿心阴心阳的偏盛偏衰及心气心血的亏乏等所导致，故宋老治疗本病重在调补气阴。偏气虚者以炙甘草汤为主治之，如例 2 重用炙甘草、生黄芪以补心气。偏阴虚者以生脉饮为主治之，如例 1，但用沙参代替人参。沙参滋阴润养而不燥烈，其育阴之力强于人参。再配合鲜石斛、麦冬、五味子等育阴之品治疗。若气阴俱亏则二方合而治之，如例 3 双补气阴。在恢复期宋老十分重视调理脾胃，以助后天。因脾胃为后天之本，气血生化之源，如脾胃不健则气血难补。

在用药方面，宋老惯用甘松治疗心脏疾患。甘松味甘性温，入心脾二经，其味辛香，可逐郁结，使血行流畅，故有理气止痛、醒脾益胃之功效，用治卒心痛、腹痛满闷等症。现代药理研究亦表明，甘松可抗心律不齐，对异位性节律有明显的抑制作用。宋老还擅长使用鳖甲、龟板等，其动物之品，可调补心之阴血，并可促进心脏功能的恢复。小儿病毒性心肌炎的病程一般较长，宋老初治时多用汤剂，恢复期多对症配制成丸剂，在较长的一段时间内慢慢服用。因时因病治宜，是宋老治疗小儿疾病的一大特色。

（本文发表于《中医杂志》1992 年第 3 期）

# 宋祚民治疗川崎病经验

叶茂茂

　　川崎病（Kawasaki disease，KD）由日本川崎富作医生于 1967 年报道 50 例病例而命名。其主要不良预后为心血管的损伤。在我国和美国，儿童的 KD 病例超过风湿热，成为小儿获得性心脏病的主要病因之一。并且，越来越多的研究表明，KD 是动脉粥样硬化（AS）和缺血性心脏病发生的新的危险因素，KD 的冠脉损伤后遗症是青少年及青年成人心肌梗死和猝死发生的重要原因。

　　宋祚民老师为京城名医孔伯华先生的弟子，业医 60 余载，于温病、小儿杂症的诊治中积累了丰富的临床经验，遇难症每获良效。笔者有幸为门下随诊左右，曾遇川崎病患者来诊，疗效很好。而川崎病为舶来品，中医历代文献并无此名记载，现将宋老诊治川崎病经验整理如下。

## 1. 川崎病中医病名及其源流

　　目前川崎病诊断标准按 2001 年东京第 7 届川崎病国际会议制定为：

　　A. 主要症状。

（1）持续发热 5 天以上。

（2）四肢末梢变化（急性期），手足硬性肿胀、掌指及指、趾端充血（恢复期），指、趾端甲床皮肤移行处有膜状脱皮。

（3）多形性红斑、皮疹。

（4）双眼结膜充血。

（5）唇和口腔所见：口唇发红、草莓舌、口腔和咽喉部弥漫性充血。

（6）急性期出现非化脓性颈部淋巴结肿大。

以上的 6 个主要症状中只要出现 5 个就可以诊断为本病。另外，如果上述的 6 个症状中只出现 4 个症状，但通过超声心动图检查或者心血管造影检查证实了冠状动脉瘤（或者动脉扩张），在除外其他疾病基础上，可诊断为本病。

B. 其他症状

（1）心血管：听诊体征（心脏杂音、奔马律、心音弱）、心电图的变化（$P-R$、$Q-T$ 间期延长、异常 Q 波、QRS 低电压、$ST-T$ 波改变）、心律不齐、胸片心影增大、超声心动图可见改变（心包积液、冠状动脉瘤）、心肌缺血症状、末梢动脉瘤（腋窝等处）。

（2）消化系统：腹泻、呕吐、腹痛、胆囊肿大、麻痹性肠梗阻、轻度黄疸、血清转氨酶值上升。

（3）血液：白细胞增多、伴核左移、血小板增多、血沉加快、CRP 阳性、低蛋白血症、$\alpha_2$ 球蛋白增加、轻度贫血。

（4）尿：蛋白尿、沉渣中白细胞增多。

（5）皮肤：BCG 接种部位发红结痂、小脓疱、指甲出现横沟。

（6）呼吸系统：咳嗽、流鼻涕、肺野出现异常阴影。

（7）关节：疼痛、肿胀。

（8）神经：脑脊液中单核细胞增多、惊厥、意识障碍、面神经麻痹、四肢麻痹。

根据此诊断标准，宋老认为，川崎病在中医历代医学著作中有论述，应为中医"风火丹毒"或"赤游丹"，整理如下。

丹毒一病早见于隋代（约公元 605 年）巢元方所著《诸病源候论》。由于所发部位有异，记载 13 种之多。其后，后世儿科常见丹毒、赤游丹的论治。《诸病源候论》有论：丹者，人体忽然焮赤，如丹涂之状，故谓之丹。或发手足，或发腹上，如手掌大，皆风热恶毒所为。提出丹毒为风热恶毒引发，毒入腹则杀人，小儿得之最忌。

宋代，钱乙作《小儿药证直诀》录：丹毒之证，因热毒客于腠理，抟于肌肤，发于皮肤。

明代，万全作《片玉心书》记载：小儿赤游丹，虽有十种，皆由心火内盛，热与血搏，或起于手足，或发于头面胸背，游移上下，其热如火，痛不可言。

赤如丹砂，故名丹毒。自腹出四肢者易治，自四肢入腹者难治。小儿丹毒一岁以上者易治，未及周岁者难治。并且提出十种丹毒，兼见证有腹胀、气喘及抽搐者皆不可治，及丹发部位自上而下莫至胸及肾预后不良。

清代，陈复正作《幼幼集成》有录：丹毒，千金曰，丹毒一名天火，皆风热恶毒所为。入腹则杀人。其证由心火炽盛，热与血搏，或起于手足，或发于头面胸背，游移上下。其热如火，赤如丹砂，形如锦纹，其痛非常。凡自胸腹而散于四肢者易治，自四肢而入腹者难治。按：丹毒虽曰风热，而由胎毒之发者十之八九。小儿最多，方脉无比，逼毒入内，必致作搐而死，见丹毒之祸儿者比比矣。

由上可见，丹毒、赤游丹表现为多形性红斑、皮疹、发热，并且可以由外而侵及脏腑，小儿为多，病势凶险，并可兼见腹胀、气喘、抽搐等症。与东京第 7 届川崎病国际会议制定的诊断标准较相符。可见，早在我国隋代时期就开始对此病有所认识，随历代医家逐步总结，为我们目前的中医临床提供了重要的指导。

宋老以为此病发病迅速，速由卫转营为风，壮热持久为火，皮肤红赤成片为丹，邪势猛烈侵袭血脉、脏腑为毒，则称为"风火丹毒"更为贴切。

## 2. 川崎病病因、病机

宋老观察此病的发生、发展、传变认为，本病为风火毒邪侵袭人体，风为阳邪，善行而数变，可与它邪合病。与火并，则风阳化火，形成二火之气，即为毒气。风阳多伤人卫分，风热毒气由口鼻而入，外袭腠理，毒邪内侵营血，散于经络与游走行及四肢，攻及手足，手足指皆肿赤燃作痛，且身发热速，渐至壮热，并持续不退。风热毒气发于皮肤形成赤丹，风邪作者，无头无根，浮于皮上，客于经络，壅结而肿。毒热蕴于肺胃，毒火入腹，伤及血脉，小儿脉道薄弱，血因火溢沸腾，毒热也因血鼓荡，冲击脉道，时久凸出成瘤。心主血，营血为毒热所侵，而伤及本脏受损。在病程高峰期，毒邪充斥三焦、内外、表里，有气营两燔之象，后期多见阴分营血亏虚，而精神萎弱。

### 3. 川崎病治疗法则

此病辨证，多由卫、气、营、血而来，在高峰发热气营两燔之期，需清气凉营，化毒护阴为要，用清营汤、化斑汤、犀角地黄汤等化裁，恢复期用犀地清络饮或沙参麦门冬汤调养胃气。宋老认为在治疗中还应注意几点。首先风火之邪发展迅速，很快由卫转营，则高热持续，如不退热，就热迫血伤脉。如在此遏制病势发展，清热解毒、清营凉血，使热早退，则取得主动；否则等入营伤血络，则为晚矣。其次，风火丹毒虽盛，切不可用大黄、芒硝快药大下，恐毒气乘虚入里，则难治。但用性平解毒托里药，调停脏腑，微微通利，护元气排外邪。再次，后期气阴两伤时，要潜镇滋阴，继清余热，并恢复心率于正常，免于此病的心脉损伤复发。

**4. 病例一则**

李某，1 岁 10 个月，男性。于 2006 年 3 月 14 日发热，抗生素治疗无效，于 3 月 17 日入北京儿童医院住院治疗。入院时体温 39℃，面部、躯干皮疹，口干，给予丙种球蛋白、阿司匹林治疗，高热反复，经调整，约 3 月 31 左右体温 37℃ 以下。后又随症给予丙种球蛋白、潘生丁等川崎病常规治疗。治疗结果血沉 30mm/h。血小板 $489 \times 10^9$/L。超声心动图诊断变化，3 月 27 日左右冠状动脉内径增宽，3 月 31 日左右冠状动脉瘤。4 月 11 日出院，并于 4 月 18 日来宋老处中医治疗。

查患儿纳呆，手足作痛，拒按，手心热，寐不安，喜汗，舌红少苔，脉滑数，二便可。窦性心率 120 次/分。宋老辨为毒蕴营血，治宜凉营剔邪。方用青蒿鳖甲汤和清营汤加减，方为白茅根 20g，鳖甲（先下）10g，青蒿 6g，白薇 20g，紫草 10g，赤芍 10g，黄芩 10g，地骨皮 10g，仙鹤草 15g，玄参 20g，忍冬花、藤各 10g，连翘 10g，生石膏（先下）20g，丹皮 10g，防己 6g，竹叶 6g，泽兰叶 10g，玳瑁粉 3g 加减，另服局方至宝丹。

余热清，则应收敛滋阴潜镇，恢复心率，用沙参麦门冬汤、生脉饮加减牡蛎、龟板、琥珀粉等治疗，方药为生牡蛎（先下）15g，生石决明（先下）15g，鳖甲（先下）10g，龟板（先下）10g，北沙参15g，丹参15g，百合10g，麦冬10g，五味子6g，丹皮10g，玄参15g，金银花10g，连翘10g，浮小麦15g，三七粉（分冲）3g，紫草10g，苦参5g，赤芍6g，仙鹤草15g，首乌藤10g加减。

中药治疗期间的变化：血沉5月10日6mm/h。血小板，5月17日$373 \times 10^9$/L。超声心动，由4月19日左冠状动脉径：主干2.8mm，分叉3.6mm，前降支2.2～3.4mm，回旋支2.2mm；右冠状动脉径：开口2.5mmⅡ段至远端3.1～6.4mm，末端2.3mm。降为5月23日左冠状动脉径2.9mm，前降支2.3mm，回旋支2.2mm；右冠状动脉径：开口2.8mm，Ⅱ段3.7～4.0mm，末端2.2mm。总体上，血沉、血小板恢复正常，超声心动由左右冠状动脉瘤转为左侧恢复，右侧Ⅱ段有很好的回缩（由6.4mm到4.0mm）。

按语：此病例初期高热反复，热伤血络，形成血管瘤后中药治疗，宋老治疗注重营阴损伤，维护正气，用鲜茅根、鳖甲、龟板、玳瑁粉、生牡蛎、生石决明等鲜药、贝壳类药品，药性清润灵动，走而不守，对营阴耗损的调养祛邪而扶正，尤为适合。

# 宋祚民调养奇经八脉用治"女痨疸"验案

宋文芳　李建　贾少林　刘晨涛

　　宋祚民老师系全国第 1 批、第 3 批老中医药专家学术经验继承工作优秀指导老师，全国著名中医学家。其行医六十余年，熟谙经典，博览医籍，善于从奇经八脉论治虚损诸证。曾治愈《黄帝内经》记载之"赤色出于两颧""黑色出于天庭"的病例并已予发表。今又总结其用调养奇经八脉治疗《金匮要略》所载之"女痨疸"："额上黑，微汗出，手足中热，薄暮即发，膀胱急，小便自利，名曰女痨疸。"此病案收到较好的疗效，今总结介绍如下。

　　佟某某，男，42 岁，住亚运村。2007 年 11 月 8日于我院就诊，患者为运动员，素体强壮，因急于立嗣，每夜同床房事，皆大汗淋漓。平日易于感冒鼻塞。现症额上黑、唇深紫，面色黄暗，舌部及两侧溃疡，口气秽浊。后背及双下肢发凉，扪之凉手。汗出畏风，时发时止，午后尤甚，背部汗斑密集。手足心热潮湿，心烦急躁，眠差多梦，纳差便溏，晨起即便，日行两次，夜尿频数。患者深以为苦，忧心忡忡。舌淡红，体胖齿痕，苔白略厚。脉左大软，右沉细弱。

辨证：色欲过度，肾精伤竭，元阳命火不充，脾失健运，奇经八脉受损，络脉瘀痹。

治以：补肾元，助命火，益气健脾通络，调养奇经八脉。

方药如下：

生、龙牡各 30g，生、熟地各 30g，山萸肉 20g，桂枝 10g，炮附子 12g，党参 10g，枸杞子 10g，菟丝子 15g，何首乌 20g，鹿角霜 15g，桑螵蛸 10g，山药 10g，泽泻 10g，丹皮 10g，桑寄生 15g，浮小麦 30g。

复诊：药后畏风怕冷略差，汗出减少，背部汗斑色浅，能眠。便溏，日行 2 次，夜尿 2 次。舌淡苔白，脉左细弱，右革，重按指下空，病见转机，前法增益后天，调养奇经。方药如下：

生牡蛎 20g，生黄芪 40g，鹿角霜 20g，桑螵蛸 10g，巴戟天 10g，白术 10g，茯苓 10g，党参 10g，山萸肉 15g，葫芦巴 10g，附子 20g，锁阳 10g，黄精 30g，益智仁 10g，怀牛膝 10g，肉桂 10g。

复诊：2008 年 4 月 7 日，药后额上黑色见减，身凉于背部及双下肢，唇紫见减，内唇见色红，唇边仍紫。气血瘀滞已动，元阳渐复，再拟前方加养血填精、血肉有情之品进一步治疗以观其效。方药如下：

生黄芪 90g，党参 10g，桂枝 10g，淡附片 10g，桑寄生 15g，补骨脂 10g，鹿角胶 10g，龟板胶 10g，当归

10g，片姜黄15g，大芸20g，枸杞子10g，菟丝子15g，生地20g，黄精30g，紫河车10g，仙灵脾10g，仙茅6g，狗脊10g，豨莶草10g。

复诊：2008年4月21日，额上黑色浅，下肢见温，双腿有热感，后背发凉，局限于两肩胛骨及项下，如拳大，按之凉。但较前扪之已不凉手。汗已不出，精神见畅，纳食见增。便溏，日2次，无夜尿，舌胖有齿痕，苔白均减，脉沉左大软。证属精气渐固，胃气见复，唯经络脉道尚未全复，卫阳循行尚被邪气阻滞，继益气疏络，以复其原。方药如下：

生牡蛎30g，生黄芪50g，生晒参10g，茯苓15g，仙灵脾15g，仙茅15g，黄精30g，白术10g，片姜黄15g，木瓜15g，甘草10g，山药10g，枸杞子15g，菟丝子15g，狗脊10g，怀牛膝10g。

药后诸症皆无，已复康健并喜得贵子。

分析：

奇经病虽代有述及，多只言片语，无法指导临床。至清叶天士、王孟英治法始见。《得配本草》更有奇经药考四十三种。李时珍认为："正经之脉隆盛，则溢于奇经。"故宋老认为："十二经脉溢满而充盛奇经，十二经脉衰则奇经不盛。凡补肝肾、补脑充髓之品皆可荣养奇经八脉。"如温养奇经之药：补阴药首选龟板（任脉）。补肝肾，填肾阴，充精气，益精填髓补脑，实任脉。再选龙骨、牡蛎、紫河车、何首乌、桑葚、鸡血藤、黑芝麻、鳖甲、女贞子、玄参、金樱子、沙苑子、白芍、生熟地、天麦冬补阴精。补阳药首选鹿茸、鹿角胶（督脉）。补肾元阳，益精髓，实督脉。再选巴戟天（《本草纲目》补血海）、锁阳、大芸、枸杞子、菟丝子、桑螵蛸、益智仁、紫石英、狗脊、海马、温肭脐、蛤蚧、小茴香、仙灵脾、仙茅。次之可选用：人参、生黄芪、肉桂、附子补肾阳充命火。阴阳均用：川断、杜仲。用滋阴养血、益气补阳的药物，如当归、生地、附子、肉桂等皆可调十二经之阴阳。故调养奇经八脉之药须具有超越之力，直达奇经方能调整其病。

督脉者，总督一身之阳，为阳脉之海，行于后背，以少阴为根，与太阳相表里。色欲过度，肾精伤竭，元阳命火不充。督阳受损，因卫出下焦，今卫气乏源，失其温煦敷布肌表、司汗孔开阖之职，故后背发凉，扪之凉手，汗出畏风，且汗斑密集。肾阳虚微，不能自下涵蒸，脾失健运，故纳差便溏，晨起即泻，夜尿频数。气血精微不能上承，而阴乘阳位，络脉瘀痹，真脏色见，故额上黑，口唇深紫。肾主腐，故口气秽浊。任脉者，总揽一身之阴，而冲为血海，肾精伤竭，阴分已虚，精不化血，冲脉无以为蓄，加之中州生化不足，龙雷失潜，阴火内燔，故手足心热潮湿，心烦急躁，舌部溃疡。冲、任、督三脉，一源三歧，皆入带脉，三脉皆虚，带脉何能独盛？二维不能维系阴阳则病寒热忧虑，阳跷失济则眠差不宁。舌淡红，体胖齿痕，苔白略厚为脾虚蓄湿，脉左大软为精血不足，阳无所附，右细弱乃元气不充。《金匮要略》载："额上黑，微汗出，手足中热，薄暮即发，膀胱急，小便自利，名曰女痨疸。""黄家，日晡所发热，而反恶寒，此为女劳得之，膀胱急，少腹满，身尽黄，额上黑，足下热，因作黑疸，其腹状如水，大便必黑，时溏，此女劳之病，非水也，腹满者难治，硝石矾石散主之。"尤怡曰："黄家，日晡所本当发热，今发热而反恶寒者，此为女劳得之疸也。热在胃浅而肾深，故热深则先反恶寒也。"本病虽未见发黄，而与女痨疸所述之证相符，故亦为女痨疸。"疸"古字为"瘅"，《说文》："瘅，痨病也。"亦是因女痨疸之未发黄疸。叶天士谓："下元亏损，必累八脉。"以补肾元，助命火，益气健脾，通络，调养奇经八脉为治。

本文所述患者自 2007 年 11 月初诊时证见：额上黑，足下热，房事过频，损耗肾元，致肾元精气衰弱。卫气生于下元，阳卫不固，营卫失调，腠理开阖失利而汗出过多，卫气温煦不充，畏冷肤凉，当以补益肾阳，以实其基。调奇经之脉，令营卫经脉循行常道，肾阳气馁，而督阳不充，复因其背汗多，阳气温煦缺乏。药后背凉见温，而项下及肩胛仍凉如拳大。女痨疸主症尚有大便黑，血蓄少腹作痛。应用大黄附子汤去细辛加肉桂温阳化瘀，本例手足心热（足涌泉穴、手劳宫穴），少阴经脉因阳虚阴无所附，大便不黑，血尚未蓄于府。故未用大黄之逐瘀，但其唇紫褐，仍显血之所郁。以汗为心液，汗泄过多，加之阳气见馁，血随气行，血循顿缓，微络血行减慢，唇色瘀紫。经益气温阳，血络行畅，则色转红，而未用破血化瘀之过猛之剂。全方以补肾为主，健脾益气，扶阳温养，调理奇经，调畅经脉。药后症有转机，营卫协调，经络循常道得以复原。至2008年4月为时半载治愈。

总之，本案直因下元伤竭，八脉受损，卫阳不能敷布肌表，营阴不足畅行络脉，本虚而标瘀。治则伏其所主，集血肉有情之品，合直入奇经之药，填补下元，健运后天，促其生化，使精充血足气行，营卫畅而络脉自通。行瘀而不用攻伐之品，以补为通，直指本源，故力专效宏。本为大虚之证，何能行动如常，无衰败之象？前医投四逆汤、桂枝汤、肾气丸何以症无增减？宋老认为："枝叶犹荣，其根已拔。"病本奇经受损，与十二经脏腑之患自不相同。十二经脏腑病患常见，奇经八脉自损多不易识，医者当知常达变，方能辨证无误。半载施治得以全功者，实赖仲景、天士之学也。

（本文发表于《北京中医药》杂志2009年8期）

# 宋祚民老中医治疗贫血的经验

李建

　　宋祚民老师是全国 500 名老中医之一，20 世纪 40 年代就学于北平国医学院，师从京华名医孔伯华先生，尽得其真传，行医 60 余载，以擅长治疗温热时病、血液病、心肌病、关节病著称。笔者在 1989 年拜宋老为师，深为宋老的高尚医德、精湛医术所折服，现将宋老治疗贫血的经验总结如下。

　　贫血，可分为缺铁性贫血、再生障碍性贫血等数个类型，其中再生障碍性贫血是骨髓造血系统受到损害，骨髓内巨核细胞减少的血液病。其轻重程度可从骨髓巨核细胞的多少进行判断。有完全障碍、重度再生低下及中度再生低下，其骨髓内均无巨核细胞。轻度再生低下骨髓内有巨核细胞，但为数较少。本病可分为原发性与继发性两种。一般可由药源性，或物理放射、生物因素以及病毒感染等原因引起，最终导致血的再生障碍而贫血。

　　宋老认为，从中医角度看，本病当属虚证、气血不足，临床多表现为面色苍白，唇舌惨淡无华，皮肤失色，爪甲不红，甚至手掌及口齿上腭黄白，亦可齿缝渗血，鼻衄、瘀斑，口颊唇内上腭及舌部可见血疱，由于气虚血少，因而常见细弱之脉象。

宋老治疗本病主要采用补气养血之法，促进肾气化生精血之源，以生阴血。如证脉一致，病情多见稳定，治疗较易，如脉见浮大中空而数，属血不归经，气机外浮，阴不守阳，为外越之危候，将见大出血之危象。要注意以扶正养胃为要，古有"有胃气则生"之说，在此时尤为重要。

宋老治疗本病，一般分为两个证型：心脾气虚、肝肾阴虚型，下分述之。

### 1. 心脾气虚

症状：面色苍白或萎黄，唇舌、爪甲俱淡、发黄失泽，纳呆，倦怠，乏力，心悸气短，头晕目眩。舌淡、苔白，脉弱无力。治则：补益心脾，益气生血。常用药：太子参、生黄芪、山药、当归、茯苓、生薏米、炒扁豆、莲子肉、枸杞子、生鸡内金、龙眼肉、神曲。加减：纳少无食欲者，加砂仁、白蔻芳香醒脾，生谷、麦芽生发胃气；脾虚水泛而肿者，加茯苓皮、猪苓、泽泻健脾祛湿消肿；有出血倾向者，加藕节、仙鹤草、汉三七凉血止血。

**典型病例** 刘某，女，6 岁。患儿自幼纳差，偏食异食，易感冒，面色苍白。3 天前在外院查：血红蛋白 68g/L，红细胞 $2.8 \times 10^{12}$/L，白细胞 $5.6 \times 10^9$/L，血小板 $120 \times 10^9$/L，血清铁 $3.58\mu mol$/L，骨髓穿刺：

骨髓增生活跃，以中幼红细胞增生明显，巨核细胞数正常。诊为：缺铁性贫血。要求中医治疗。患儿纳差，无食欲，偏食头晕，心慌，倦怠，乏力，自汗，烦急，易感冒，平均每月 1~2 次，大便溏薄，2~3 日 1 行。患儿精神弱，面色苍白，头发稀疏，唇舌色淡，苔薄白，脉沉弱无力。证属心脾两虚，气血不足。治宜健脾益气，生血养血。方药：生黄芪 20g，党参 6g，当归 6g，山药 12g，茯苓 15g，生薏米 15g，黄精 10g，莲子肉 10g，枸杞子 10g，生麦芽 15g，生谷芽 15g，生鸡内金 10g。

服上药 7 剂，患儿精神好转，头晕减轻，仍无食欲，上方加砂仁 6g、佛手 10g、炙甘草 10g，继服。上方又服 7 剂，渐有食欲，复查血红蛋白 99g/L，红细胞 $3.4 \times 10^{12}$/L，血清铁 $6.26 \mu mol/L$，烦急明显减轻，心慌减轻，嘱患儿继服。连服 21 剂，心慌、烦急消失，仍有少量自汗，便溏，上方加浮小麦 15g、煅牡蛎 15g。又服 28 剂，患儿饮食正常，诸症消失，复查血红蛋白 121g/L，红细胞 $4.0 \times 10^{12}$/L，血清铁 $9.84 \mu mol/L$，服药期间患儿未患感冒。

按语：小儿生长发育旺盛，体内对各种营养物质，其中包括微量元素铁的需求较大。若其饮食中缺少此类，久之必造成贫血的发生。此外，某些慢性消耗性疾病，如长期腹泻、呕吐等，也可导致本病的发生。因此本病的病史、病程一般较长，许多患儿因起病缓慢，往往不易引起家长重视，一旦发现时，患儿多已出现中度贫血。从中医角度而言，脾为后天之本，小儿生长发育的营养，全有赖于脾胃的腐熟、运化功能，若脾胃失调就会影响小儿营养的吸收，造成小儿各个脏腑失于濡养，出现贫血的症状，机体抵抗力下降，就会发生各种疾病。因此中医治疗本病，多从脾胃入手，调脾胃，运消化，以后天补先天。此例患儿自幼纳差、偏食，说明其病史已非一日，脾胃功能已弱，加之时有感冒，外邪更伤脾胃，致脾胃功能愈加薄弱。故选生黄芪、党参、山药健脾益气为主药，生麦芽、生谷芽生发胃气，茯苓、生薏米、莲子肉健脾淡渗利湿，枸杞子助阳补肾，黄精调补胃阴，鸡内金既消食又助运化。全方重在健脾益气，佐以消导利湿，为健脾重剂。连服数剂，症状逐减。后因患儿便溏，自汗，而加浮小麦、煅牡蛎收敛，又服月余而痊愈。

## 2. 肝肾阴虚

症状：面色苍白或萎黄，两颧发红，肌肤不泽，头晕目涩，耳鸣耳聋，五心烦热，盗汗，腰酸腿软，舌红，少苔剥苔，脉细数。治则：滋阴养血。常用药：北沙参、当归、百合、黄精、生地黄、阿胶、石斛、鸡内金、五味子、白芍、甘草。加减：潮热盗汗甚者，加鳖甲、地骨皮、龟板滋阴清热；头身抖动者，加钩藤、石决明平肝息风；出血者，加茜草根、侧柏炭、水牛角凉血止血。

**典型病例** 许某，女，8 岁。2002 年 12 月 20 日初诊。患儿因时有头晕、齿龈渗血而在当地医院就诊，查血红蛋白 40g/L，红细胞 $2.5 \times 10^{12}$/L，白细胞 $2 \times 10^9$/L，血小板 $70 \times 10^9$/L，骨穿示：脂肪多，巨核细胞明显减少。诊为再生障碍性贫血，转至我院。患儿心慌气短，头晕眼花，耳鸣，盗汗，纳少，乏力，腰酸腿软，夜寐不安。查看患儿精神较差，面色苍白、无华，唇舌俱淡，但颧部发红，肌肤甲错，爪甲不荣，舌淡红、花剥苔，脉沉细无力。中医证属：气血不足，肝肾阴虚。治宜滋补肝肾，养血育阴。方药：当归 12g，龟板 10g（先煎），北沙参 30g，麦冬 20g，五味子 6g，黄精 30g，百合 10g，女贞子 15g，旱莲草 15g，生黄芪 30g，山药 30g，鸡内金 10g，砂仁 3g，生白芍 30g，菖蒲 10g，生牡蛎 30g（先煎）。

服药 7 剂，患儿精神明显好转，心慌、头晕明显减轻，盗汗亦有所减少，仍纳少乏力，齿龈仍有渗血，上方加仙鹤草 30g、生地黄 15g 以养阴凉血。

上方坚持服用 28 剂，头晕消失，未见出血，耳鸣消失，盗汗明显减少，入睡较前安定，但仍做梦，偶有心慌气短。患儿面色较前已有光泽，唇舌已见红润之色，花剥苔已脱，舌光少苔，脉细，重按仍无力，查：血红蛋白 92g/L，红细胞 $4.0 \times 10^{12}$/L，白细胞 $4 \times 10^9$/L，血小板 $101 \times 10^9$/L。效不更方，继服上方，并依据上方调节剂量，配制丸药备服。

又服上方汤剂 14 剂，丸药配制完成，继服丸药，每日服 3 次，每次服 1 丸（6g），坚持服药半年，自觉症状全部消失。患儿精神好，面色、唇舌红润，肌肤平滑光泽，爪甲润泽。再查：血红蛋白 132g/L，红细胞 $51 \times 10^{12}$/L，白细胞 $5.8 \times 10^9$/L，血小板 $158 \times 10^9$/L，复查骨穿正常。一年后追访，患儿一切正常，其间 2 次重感冒，均未引起病情反复。

按语：再生障碍性贫血是贫血患者中较常见的一种。它是多种病因引起的一种造血功能障碍综合征，病变虽涉及心、肝、脾、肾多个脏器，但重点在肝肾。肝主藏血，肾主藏精，精血互为资生，精足则血旺。肾又为先天之本，故肝肾虚则精血不足，精与血均属阴，因此肝肾阴虚是本病的主要证型。中医有"阳虚易治，阴虚难调"之说。临床实践证明，肝肾阴虚型贫血，病程虽较长，但并非不治之症，只要能依据中医辨证原则，耐心调治，多可收效。本例患儿自幼时有头晕，面色苍白，未引起家长重视，到确诊时，患儿实际病史已有数年。且病情已重，经大剂滋补肝肾，养血育阴，益气生精之品，症状逐渐减轻，后又配服丸药，服用达半年之久，方愈。亦与患儿积极配合治疗有密切关系，因此，在治疗过程中，药物治疗是一方面，心理治疗是另一方面，做好患儿的思想工作，可达到意想不到的效果。

## 小结

贫血为慢性虚损性疾病，诊断虽不难，但治疗时确为不易。祖国医学虽无此病名，但对类似病证的论述及研究，早已有之。《灵枢·决气》云："血脱者，色白，夭然不泽，其脉空虚。"《金匮要略》亦云："男子面色薄者，主渴及亡血，卒喘悸，脉浮者，里虚也。"关于其病因，《虚劳心传》云："童子患此者，则由于先天禀赋不足，而禀于母气者尤多。"《订补名医指掌》更明确指出："小儿之劳，得于母胎。"说明小儿患此病，多由于先天不足所致，加上后天小儿脾胃失调，喂养不当，更影响后天的补充，致使气血化生无源，自身耗损而发病。

宋老认为，贫血的发生与发展，脾胃的功能起着十分重要的作用。脾为后天之本，主运化，是气血生化之源，脾胃虚弱必致化生无权，而出现气血不足。正如《景岳全书》所云："胃阳主气，脾阳主血，胃司受纳，脾主运化，一运一纳，化生精气。"《灵枢》云："中焦受气取汁，变化而赤是谓血。"可见血乃脾胃腐熟运化的水谷精气变化而来。脾胃的功能失调，尤其是中焦之气不足，是造成本病的一个重要方面，这是本文的第 1 个证型。肝肾同源，精血互生，先天不足则精血必虚，后天失于滋养则精亏血耗，故其贫血的症状多较重，病程亦较长。这是本文的第 2 个证型。

　　一般而言，病之初起，气血不足，多在脾胃，证情多轻，治疗较易。久病不愈，累及肝肾，精亏血乏，证情多较重，且易合并他病，治疗较难。其治疗初期宜补脾助运，以资营血生化之源；后期当补益精气，养血育阴，培补根本。用药时补阴养血当忌过于滋腻，以免影响脾胃的受纳运化；健脾助运当忌过于温燥，以免更耗精血阴液。

　　宋老认为，本病治疗要点在于补气养血，以促进肾气化生精血之源，以生阴血，以其气血大虚，气血亏则等导致精气不足，精气被夺则再生新血乏能，因此一般补气补血之药，尚难取胜，而须加用生物有灵之品。如阴虚选用龟板胶，阳虚选用鹿角胶。鹿角胶与龟板胶同时用，可阴中生阳。或用鹿茸以生精髓，用阿胶以补血，但对平素脾胃运化功能虚弱者慎用，以其碍胃而食纳减少。大补元气亦可选用人参、西洋参、紫河车之类，但在气阴两虚，或血虚多于气虚，或新感外邪发热时，注意不可过于补气，因补气则阴更显不足，因在气血阴阳皆虚时，则脏腑功能亦弱，过多地补气，则形成气有余便是火的趋势，以其虚不受补则能进而助热，更易于耗灼真阴，阴不守阳而动血，血动则妄行离经而出。补气阴可用北沙参、百合，补肝肾养血则可用女贞子，或少量枸杞子以甘养而培元，用生牡蛎、生白芍以育阴潜阳而滋养血液，如治脾之后天生化血源，可用黄精、生山药。一味丹参功同四物；一味山药功同补中益气汤，并善治崩中漏下。《金匮要略》一味薯蓣丸治虚劳，因此其补脾益气之功不可低估，尚可用莲子肉、生白术之类。补中有化可用生鸡内金。在《医学衷中参西录》中记有茅根鸡胚汤治劳伤。以鸡内金生则有化瘀之力，非单以消食为用，它既可助脾胃的运化功能，又可对化瘀起薄力，而不伤正。由于有心主血脉之论，在血气虚少引起心悸怔忡时，亦可助心阳、养心血以生脾在源之血，可用龙眼肉，并可配石斛育阴生津，尚能制约龙眼肉之辛甘温之烈。用大枣、生姜亦可代替其作用，并可助调营卫而助脾的运化功能。如用熟地养血，当配砂仁以减其腻胃影响脾胃运化，从而起到既补养血，又健脾助消化。此等皆为扶正而不助虐之法。以资参用。

再生障碍性贫血患者，如单靠输血维持治疗，在输血后血色素虽能上升，但为时不久血红蛋白又趋下降，而其下降趋势较快，血的再生较慢。因此必须采用补气生髓、血肉有情之物，如牛、羊、猪的脊髓油脂食用，或用其油脂炒面粉加拌红糖水调食用。此法亦可用于后期恢复时调养巩固的一种疗法。当然如果能用鹿茸粉与紫河车粉同时服用，其生血效果更好。

# 宋祚民老中医治疗紫癜的经验

## 王慕娴　李建　樊惠兰　宋文芳

宋祚民老中医是京华四大名医之一孔伯华亲传弟子，行医40余年，善治儿科疑难杂证，尤以治血证而名闻京师。笔者随宋老侍诊，今将宋老治疗紫癜的经验归纳总结，以作引玉之砖。

### 1. 小儿之紫癜，无外虚与实

紫癜属中医"血证"范畴，现代医学将其分为"过敏性紫癜"与"血小板减少性紫癜"，但二者均以全身皮肤出紫癜为其主证。究其病因，祖国医学认为，可分为实热毒、虚火炎、气血亏、瘀血阻等几类。其病机为：实热毒邪，迫血妄行；阴虚火旺，血随火动，离溢脉道；气血亏乏，摄血无权，血溢脉外；瘀血内阻，血不归经，溢于肌肤等几种变化。故临床以起病急骤者，多为实证、热证；以其病势和缓者多为虚证。综其疗法，有清热凉血、滋阴降火、补气摄血、消瘀止血等治法。

宋老认为，小儿之紫癜，无非虚与实。或虚不摄血，或热迫血行。只需扶正摄血，清热凉血，热毒去则血自调，正气旺则血自止，其虚火自灭，其瘀血自

261

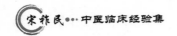

化，无须治斑而斑自消。

就其虚，宋老认为，小儿紫癜非一日可愈，迁延日久，必损其正气，而致虚证。故见日久之紫癜，自当扶正。扶正之法，非大补之法，调中健脾益胃，亦为扶正之法。中焦脾胃乃人之后天之根本。人的脏腑、关节、筋骨、肌肤皆赖其供应营养，滋润生长，故宋老十分注重调理小儿脾胃，以助后天以养先天。再配合益气养血、滋阴助阳之品，或配成丸药、散剂，长期服用，必收良效。

就其实，宋老认为，小儿为阳盛体质，易热易实。外感时邪，多化火热。但火热之邪，易聚易散，很少久聚。紫癜之为病，常缠绵不愈，说明其中必夹湿邪。因湿邪为病，黏腻缠绵，攻之不可，散之不去，是为难祛之邪。宋老以为，当今之小儿娇生惯养，营养过剩，饮食不节，其脾胃多有损伤，运化失职，以致脾湿不运，贮蕴中焦。火热邪气，内传脾胃，与湿相聚，交炽为病。湿热合邪，治理颇难：清热之品多苦寒，易伤脾阳，更助湿邪；燥湿之药多辛热，而增长火热之邪。故临床遇湿热之病，多以芳化祛湿清热，非独以清热解毒即能奏效也。故宋老言其实，实为湿热，非火热毒之类。

**2. 实为湿热内蕴，迫血离经，方用宋氏消斑 1 号**

症见：患儿全身肌肤，可见紫癜，尤以双下肢多见，其色红紫，分批出现。伴见壮热、口渴多不欲饮水，大便干，黏腻不爽，小便短赤。舌质红、苔黄白厚或腻，脉滑数。证属：湿热内蕴，迫血离经。治以清热祛湿。方用宋氏消癜 1 号：苍术 10g，生薏米 10 ~ 15g，丹皮 10g，土茯苓 10g，青黛 10g，黄柏 6 ~ 10g，牛膝 6 ~ 10g，苦参 6 ~ 10g，凌霄花 10g，白鲜皮 15g，蛇床子 6 ~ 10g，地肤子 15g，连翘 10 ~ 15g。

加减法：热重者，其紫癜鲜红者，加紫草、白茅银、茜草；湿重者，其大便溏薄者，加冬瓜仁、白术、生牡蛎、灶心土；关节疼痛肿胀者，加忍冬藤、忍冬花、桑枝、防己；痒甚加防风、蝉衣；呕吐者，加法夏、竹茹、藿香、苏梗；腹痛者，加香附、陈皮；纳差者，加鸡内金、砂仁；尿浊者，加萆薢、通草、甘草梢。

病例：翟某，女，6 岁，1990 年 11 月 3 日初诊。

患儿因身出紫癜，左踝关节肿痛 13 天入院。发病时未发现明显诱因。入院时患儿全身可见大小不等之紫癜，其中尤以双下肢为重，其色红紫，压之不褪色。左踝关节肿胀疼痛，活动受限。伴见腹痛、呕吐、大便色黑。查血小板 25.2 × 10$^9$/L，舌质红、苔黄腻，脉滑数有力。

中医辨证：湿热内蕴。故治以清热祛湿，方用宋氏消癜 1 号加竹茹 10g。

二诊：服药 3 剂后，腹痛、呕吐消失。双下肢皮疹渐消，但腰部可见数个新出紫癜。仍宗前法前方去竹茹，继服。

三诊：患儿服前药 10 剂，双下肢紫癜大都分消失，但仍可见少许新出，左踝关节肿痛消失，活动自如。再以 1 号方加紫草 10g，制成丸药长期服用，以资巩固疗效。

1 年后追访：患儿服丸药 3 个月，紫癜皆消，至今未见新出。亦未见其他并发症。

### 3. 虚为脾虚血虚，血不归经，方用宋氏消癜 2 号

症见：全身肌肤可见紫癜，其色多为淡红或淡黄，伴见面色萎黄，纳少，头晕，乏力，自汗，盗汗，唇白。舌质淡、苔薄白，脉细弱。证属：脾虚血虚，血不归经。治以健脾摄血，引血归经。方用宋氏消癜 2 号：生黄芪 30g，当归 10g，山药 20g，黄精 30g，白芍 30g，仙灵脾 10g，阿胶 10g，鸡内金 6～10g，天花粉 24g，乌梅 10g，砂仁 3g，牛膝 6g。

加减法：紫癜量多伴见出血者，加杜仲炭、汉三七面、藕节、仙鹤草、云南白药；面白唇淡血虚重者，加龟板、菟丝子；纳差者，加蔻仁、炒谷芽、炒稻芽、山楂；夜寐不实者，加酸枣仁、夜交藤、合欢皮、生牡蛎；手足心热、盗汗者，加女贞子、旱莲草、石斛。

病例：于某，男，7 岁，1978 年 8 月 8 日初诊。

患儿 5 月前不慎碰鼻后，流血不止，查血小板 $16 \times 10^9$/L，曾服中西药物治疗效果不好，时有鼻衄及皮肤出紫斑，并伴见腹痛、大便色黑，患儿自幼纳差，

患病后饮食乏味，周身倦怠，时有心慌，夜寐不安，自汗盗汗，大便溏 1 日四五次。舌淡嫩、苔薄白，脉沉细弱。血小板 $1.8 \times 10^9/L$。

宋老认为，患儿自幼纳差，且有心慌、乏力、便溏、自汗盗汗等症状，说明患儿素体脾虚，患病后更耗其正气，故中医证属脾虚血弱，应治以健脾益肾、益气养血。方用宋氏消癜 2 号，水煎服，连服 20 剂。

二诊：患儿服药 3 剂后，即感乏力减轻，继服，皮肤紫癜渐消，虽仍有新出紫癜，但其势已减。腹痛消失，大便转黄，查血小板 $47 \times 10^9/L$，上方加石莲子 12g、浮小麦 15g、麦冬 10g，继服。

三诊：患儿又服 20 剂，纳食较前已有明显好转，心慌消失，夜寐安，汗减少。舌淡红、苔薄白，脉仍细弱，查血小板 $65 \times 10^9/L$。

此后，以消癜 2 号加减，又服汤药约 50 剂，其血小板波动在 $60 \times 10^9/L \sim 100 \times 10^9/L$ 之间。每于感冒时，血小板即有所下降，感冒愈则血小板上升。至 1978 年 11 月 3 日查血小板已升至 $162 \times 10^9/L$。宋老考虑到患儿患病日久，正气久虚，故以消癜 2 号为主，配制丸药，令患儿坚持服药近一年。其血小板持续在 $150 \times 10^9/L \sim 300 \times 10^9/L$ 之间，再未见皮肤紫癜及鼻衄。

近日追访，患儿健康，已就学。

按：宋祚民老中医治疗紫癜，虽分两型，但临床十分注重随证加减，且注意培补后天之脾胃。因紫癜一病，多日久难愈，脾胃之气旺盛则恢复有日，若脾胃一败则回天乏术。

患紫癜之小儿，正气多虚，易患感冒。感冒又可加重紫癜，故宋老时常嘱咐患儿及其家长，要适时更衣，加强身体锻炼，配合药物治疗，积极预防感冒。

在用药上，宋老长年坚持早期以服汤药为主，后期则根据患儿的服药情况，配制蜜丸或水丸，或糖浆剂，较长时期服用。以药之缓力，用于紫癜之慢疾，细调小儿之脾胃，徐徐补之，则正气渐旺，邪之必去。

（本文发表于《黑龙江中医药》
杂志 1992 年 3 期）

## 附：第一作者简介

王慕娴，女，北京中医医院儿科主任医师。1963年毕业于北京医学院医疗系，1978 年调入北京中医医院儿科后，进入北京中医进修学校进修学习 2 年。学成归来后，与宋祚民主任同诊室工作数年。在患者少时，就观察、学习宋老如何诊治病人，待宋老闲暇时经常向宋老请教中医学术问题，收获颇丰，学习到宋老许多的宝贵经验。

# 宋祚民老中医治疗儿童腹泻病经验

郑军

宋祚民先生是著名的中医专家，国家级名老中医及师承指导老师。早年考入北京国医学院，系统学习中医理论，拜京城四大名医之一孔伯华先生为师，刻苦钻研，学有所成。在长达70年的行医生涯中，宋老以为患者解除病痛为己任，擅长治疗小儿温热病、血液病、脾胃病以及疑难杂症。笔者有幸在20世纪80年代曾跟随宋老学习，现将宋老治疗儿童腹泻病经验总结如下。

儿童腹泻病在中医学属脾胃病范畴，发病于四时，夏秋季尤甚。宋老认为泄泻的病因，有感受风寒暑湿者，亦有因内伤饮食滞乳者，病位在脾胃，但久泻不止必伤真气——肾气、肾阳。因此治疗除健脾止泻还应注意预防伤阴耗液伤及真气。宋老认为儿童腹泻病多为湿热泄泻，湿热蕴结，脾失健运，脾不升清，胃失和降，中焦逆乱，津液不得输布而致泄泻。

宋老汲取痛泻要方、芍药散、神术散之精华，自拟止泻汤，常用藿香、苍术、茯苓、防风、焦山楂、乌梅、白芍、黄连、甘草。其中藿香芳香化湿，振奋脾阳；苍术燥湿健脾，芳化湿浊；茯苓补益脾胃，渗利水湿；防风祛风除湿止泻；焦山楂消积化滞；乌梅祛暑生津，护阴而不敛邪；白芍酸敛甘缓，和阴止痛；黄连苦寒燥湿，清热止泻；甘草补中而缓脾急。加减：有表证者加苏叶，取其辛温助藿香、防风解表散邪；有呕吐者加苏梗，取其顺气之特点，顺其胃气而止呕；有腹胀者加白蔻，行气除胀，芳香化湿；久泻不愈加党参、灶心土益脾气、温脾阳止泻；久泻不愈偏湿邪加炒扁豆、炒薏米仁；寒湿重的加干姜温脾祛寒止泻；湿热泻重加黄芩、败酱草；年长儿泄泻用焦三仙，用量宜小，取通因通用之意，推陈出新。

病例：段某，女，5 个月。1984 年 9 月 8 日初诊。

主诉：腹泻 5 天。

5 天前出现腹泻，1 日 10 余次，大便稀薄，有黏液及不消化奶瓣，食纳呆滞，醒则烦急，睡则不安，口干欲饮，小便短少，舌红苔黄腻，脉滑，指纹紫。化验大便镜检：黏液（＋），脂肪球（＋）。

辨证：脾胃失调，湿热内蕴。

治以：调理脾胃，清热祛湿止泻。

方药：藿香 6g，苍术 3g，防风 6g，云茯苓 10g，乌梅 6g，焦山楂 3g，炒白芍 6g，甘草 3g，黄连面 0.5g。

水煎服 3 剂。每剂煎 2 次，煎煮 20 分钟，取药液

120ml，分4次温服。暂停辅食，给予喂奶及米汤。

1984年9月11日复诊。

服药2剂后腹泻止，大便1日2次，大便质稠，食纳仍差，烦急，睡眠不安，腹胀，舌淡红、苔薄黄，脉滑，指纹红。

辨证：余邪未尽，脾胃受损。

治以：调理脾胃，清利余邪。

方药：藿香6g，陈皮6g，防风6g，云茯苓10g，扁豆6g，焦山楂3g，炒白芍6g，甘草3g。水煎服，5剂。每剂煎2次，煎煮20分钟，取药液100ml，分3次温服。服药1周后，患儿大便、饮食恢复正常。

体会：宋老认为小儿泄泻是儿科常见病。小儿具有不同于成人的生理特点，在临床分为湿热型、伤食型、脾虚型、脾肾阳虚型，又以脾虚型、伤食型居多，其主要病理变化是脾胃失调，由于中焦运化、升降功能失调所致。脾可升清，胃可降浊，脾不升清下陷则泻，胃不降浊上逆则呕吐，清浊相混，致使中焦逆乱而生泄泻。宋老告诫后辈小儿脏腑娇嫩，易虚易实，治疗泄泻时要时时顾护脾胃，养护胃气，保存津液。泄泻次数较多时要适当收敛止涩，加乌梅、诃子。而泻止后，切不可再用通下以免损伤胃气。

## 附：第一作者简介

郑军，女，主任医师，教授，首都医科大学附属北京中医医院儿科主任，北京市中医儿科诊疗中心负责人，硕士研究生导师。

1983年毕业于北京中医药大学，从事中医儿科医疗、教学、科研工作30多年，具有坚实的中医理论基础。曾师从多名老中医。1984—1985年曾跟随宋祚民老中医抄方学习。

现任中华中医药学会儿科分会委员，北京中医药学会儿科分会副主任委员，世界中医联合会儿科分会理事，中国中医药高等教育学会儿科分会常务理事，中国优生科学协会理事，北京市东城区医学委员会委员，首都医科大学儿科学系委员。

# 宋祚民老师治疗小儿湿疹经验

汪蕾　李建　樊惠兰

宋祚民老中医、主任医师，是全国 500 名老中医之一，20 世纪 40 年代拜京师四大名医孔伯华为师，毕业于北京国医学院，从事中医临床 60 余载，刻苦研习古典医籍，以解除病人的痛苦为己任，擅长治疗外感温病、血液病、小儿脑病等疑难杂证。小儿湿疹虽为小儿常见病、多发病，但其缠绵难愈，亦在疑难症之列。宋老治疗小儿湿疹多从脾胃入手，疗效卓著，深受患者爱戴。笔者追随宋老多年，得其治病经验一二，现将宋老治疗小儿湿疹的经验整理介绍如下。

湿疹是小儿常见的过敏性炎性皮肤病，祖国医学称之为奶癣，根据其发病部位，将其分为"旋耳疮""浸淫疮""绣球风""四弯风""湿臁疮"等，如《医宗金鉴·外科心法》记载："此证初生如疥，瘙痒无时，蔓延不止，抓津黄水，浸淫成片。"严重患儿可由新生儿期发病持续数年不愈。宋老认为，小儿湿疹常因饮食不节，伤及脾胃，脾失健运，致湿热内生，复感风湿热邪，内外合邪充于腠理，浸淫肌肤而发病。

部分患儿可由胎毒胎热所致。正如《外科正宗》所云："儿在胎中，母食五辛，父餐炙煿，遗热于儿，生后头面遍身发为奶癣，流脂成片，睡卧不安，瘙痒不绝。"湿疹其表现虽在皮肤，而病位根源则在中焦脾胃。脾胃功能正常与否，直接关系到本病的症状轻重，更由于脾为后天之本，小儿具有脏腑娇嫩，形气未充，脾常不足等生理特点，随着年龄的增长，小儿的脾胃功能会逐渐增强。临床发现部分患儿随年龄的增长，其湿疹发作有渐轻的趋势，这正是小儿脾胃功能增强的缘故。因此，宋老特别强调，脾胃功能贯穿于小儿湿疹病的始终，在治疗时，切记要健脾养胃，调补中焦。

宋老将小儿湿疹分为急性期和慢性期。急性期以皮肤局部出现丘疹、水疱、糜烂、渗出为主要症状，慢性期则以同一部位反复发疹，皮肤粗糙、瘙痒为主要症状。并根据其症状、体征的不同，将其分为三个类型。急性期以湿热为主，偏于热盛者为脾湿胃热型，偏于湿重者为脾虚湿困型。慢性期则以脾气虚弱，皮肤失于润养为主，故定为脾虚肤燥型。慢性期若出现急性发作仍按急性期相应证型处理。本文虽分为三型，但临床之时，常会伴有他脏他腑之症情，应随证加减，不拘泥于此三型。

**1. 脾湿胃热型**

皮损多发于头顶、面部、颌下甚则躯干、四肢。

皮疹色红，表面糜烂有渗出液，结痂，周围有红晕，伴口干口渴，大便干，小便黄。舌红、苔薄黄，脉滑。治则：清胃热，利脾湿。方药：滑石 12g，生石膏 30g，黄芩 10g，苍术 10g，丹皮 10g，生薏米 15g，茯苓 10g，泽泻 10g，车前子 10g，生甘草 6g。加减：渗出液多者，加黄柏、冬瓜仁、苦参祛湿清热，还可以用滑石、甘草、煅石膏研细末外敷。热盛口渴者，加知母、花粉清热滋阴生津。痒甚者：加地肤子、白鲜皮、防风以祛风止痒。便秘者，加元明粉清热泻火。

**典型病例 1**　赵某，男，5 岁。患儿面颊、颈部、双肘窝潮红丘疹、水疱，瘙痒 2 周。皮损表面潮湿，水疱抓破后流水，部分皮损已结痂，因痒甚，夜间睡眠不安。平素饮食量多，口干口渴，喜冷饮，大便干，小便黄。查体：患儿身体较壮，发育良好，头顶、面部、颈部、双肘窝可见数片红斑丘疹及水疱，表面轻度糜烂，有渗出，部分皮损处结痂，舌质红、苔白厚腻，脉滑。中医辨证：脾湿胃热。治宜：清胃热，利脾湿。方药：生石膏 30g，知母 10g，滑石 12g，黄芩 10g，泽泻 10g，车前子 10g，茯苓 10g，元明粉 3g，木通 6g，地肤子 10g，焦三仙 30g，鸡内金 6g。服上方 6 剂后，皮疹色转暗，渗出减少，仍有瘙痒，大便正常，原方去元明粉，加白鲜皮 10g 利湿止痒。又服 10 剂后皮疹减少，原方去生石膏、车前子，加生地 10g、元参 10g 以滋阴止痒，又服 6 剂皮疹全部消失而愈。

按语：本例患儿体壮，饮食量多，然小儿脏腑功能尚未发育健全，脾胃运输功能较弱，饮食过多则食积内热，脾运失职则水湿内停，湿热相合，外发肌肤，酿成湿疹。因此，治疗宜从脾胃入手，清泻胃热，健脾利湿，并佐以消食化滞，积滞得去，胃热得清，脾胃中枢得以运转，则水湿运化，湿疹得以痊愈。

## 2. 脾虚湿困型

本型小儿多肥胖，皮损多在面部、四肢甚则全身，且为暗淡之红斑丘疹，表面糜烂明显，渗出较多，伴有消化不良，口黏腻，纳食不馨，腹胀，大便溏薄，日1~2行，舌胖有齿痕，苔白滑，脉滑濡。治则：健脾利湿。方药：苍术 10g，白术 10g，陈皮 10g，生薏米 30g，滑石 10g，白扁豆 10g，生甘草 5g。加减：腹泻甚者，加灶心土、煅牡蛎健脾敛湿止泻；腹胀甚者加白蔻、砂仁化湿行气。

**典型病例 2** 邓某，男，1.2 岁，患儿自出生常于面部、四肢起红色丘疹，近 1 周症状加重，疹色暗淡，渗出多，伴纳差，消化不良，大便溏薄。查体：患儿体胖，头发橘黄，枕秃明显，方颅，面色㿠白，面颊、眉楞、四肢可见数片丘疱疹，淡红色，丘疱疹愈合处可见糜烂面，有明显渗出，舌淡苔白，脉滑，指纹淡红。中医辨证：脾虚湿困。治宜：健脾理湿。方药：苍术 6g，白术 6g，茯苓 10g，半夏 3g，泽泻 6g，白扁豆 10g，炒麦芽 10g，陈皮 10g，炒薏米 15g，滑石 6g，生甘草 5g。服上方 6 剂，皮疹渗出明显减少，大便正常，仍纳少加神曲 10g、山药 6g，又服 10 剂，皮疹基本消失，改服小儿健脾丸，服 20 丸后，停药，痊愈。

按语：此例患儿自幼脾胃虚弱，虽然体胖但非体壮，从小儿头发枯黄、方颅、枕秃、面白等体征可以看出其胖为虚胖，是脾湿内困的表现，患儿纳差，便溏，更是脾虚的典型表现。脾主运化，脾虚则湿邪无以运化，故湿邪内聚，致使皮疹表面渗出液较多，因此在治疗时，重在健脾祛湿，脾健则水湿得运，湿邪散去，湿疹当愈。脾虚非一日而成，且脾常不足为小儿常见的生理现象，因此，治疗后期，虽皮疹明显好转，仍需再服健脾之品，助后天以壮其本，巩固前效。

### 3. 脾虚肤燥型

皮疹常在同一部位反复发作，皮疹处粗糙脱屑，结痂，一般很少有渗出，有明显痒感，皮疹周围可见抓痕，色素沉着，伴见纳少，乏力，口干欠津，便溏，舌红苔白，脉弱。治则：健脾润燥，益气养血。方药：黄芪 6g，当归 10g，丹参 10g，鸡血藤 10g，北沙参 10g，茯苓 15g，山药 10g，陈皮 6g，白芍 6g，防风 6g，扁豆 10g，甘草 6g。加减：痒甚者加苦参、白鲜皮祛风止痒；烦急者加佛手、青皮疏肝理气；纳少口干者加麦冬、玉竹、石斛益气生津；皮疹反复不愈者加赤芍、乌梢蛇、蜂房等活血化瘀、通络搜风之品。

**典型病例 3** 时某，女，8 岁。患儿颜面、四肢反复出皮疹 5 年余，严重时皮疹融合形成糜烂面，有渗出液，较轻时皮疹处粗糙，脱屑，瘙痒，经多方求医，疗效不佳。目前，患儿两颊、眉棱、下颌、颈部可见粗糙皮损，有少许脱屑，四周皮肤有抓痕，四肢及躯干亦有数片皮损，较头面部更为粗糙，周围抓痕明显，并有部分血痂。患儿平素烦急易怒，易感冒，纳少，大便溏软，口唇干裂，舌红欠津少苔，脉细弱。中医辨证：脾虚肝旺，阴虚肤燥。治宜健脾疏肝，养阴润肤。方药：生黄芪 10g，当归 10g，沙参 10g，麦冬 10g，白芍 12g，柴胡 6g，茯苓 15g，山药 10g，青、陈皮各 6g，佛手 10g，白鲜皮 15g，乌梢蛇 6g，甘草 6g。服药 7 剂，瘙痒明显减轻，仍有口干欠津，加元参 15g 养阴润燥，沙参用量增至 20g，加强养阴生津作用。患儿连服 28 剂，皮损全部消失，全身皮肤红润有泽，伴见症状全部消失。在服药的近 2 月时间内，未患感冒，家长甚感欣慰。1 年后拜访，患儿湿疹未出现反复。

　　按语：此型多见病程较长患儿，亦即慢性湿疹患儿，此时的临床表现以小儿出现粗糙皮损，伴瘙痒为主要指征，一般多伴有脾气虚弱，肝郁气滞，气滞血瘀等相关症状。如此例患儿平素烦急易怒，说明其肝气郁结较为明显，治疗时，加佛手、青皮疏肝理气，柴胡疏肝解郁，白芍养阴柔肝，陈皮行气健脾。患儿纳少，易感冒，大便溏软，为脾虚指征，故方中有茯苓、山药健脾益气，后期纳食不见好转时，加生谷、麦芽以生发胃气，鸡内金健脾消食。最终收到较好效果。本型的一个不同于前两型的突出症状是瘙痒。宋老认为，一般祛风止痒之剂如防风、刺蒺藜、白鲜皮等草木药物治疗本型的瘙痒，疗效甚微，因患儿病程日久，邪已入里，当采用动物类药物搜风止痒。症状较轻时，选用蝉衣祛风解痉止痒。《本草衍义》谓蝉衣"治头风眩晕，皮肤风热作痒"。或用僵蚕疏风止痒。痒甚者，可用乌梢蛇搜风通络止痒，《开宝本草》认为本品"主诸风瘙瘾疹，疥癣，皮肤不仁，顽痹诸风"。治疗顽痒顽搔，白花蛇的搜风通络作用更强，但其有毒，对小儿的用量不易掌握，而乌梢蛇功用与其相类而无毒，更适于小儿应用，正如《本草从新》所云：乌梢蛇功用同白花蛇，无毒而力浅。入药时可入药煎，或研末冲服。此外，全蝎、蜈蚣、蜂房也可分别选用。宋老的这一经验，经作者临床多次应用，证明其确有上好效果。

总之，小儿的生理特点不同于成人，故小儿湿疹的治疗也与成人湿疹有别。小儿湿疹以脾湿胃热型及脾虚湿困型最为多见，其脾胃功能如何也就更为突出。因此，宋老反复强调治疗小儿湿疹要重视脾胃，辨证施治，自可收到较好效果。

（本文发表于《中华医学会第十三届全国
皮肤性病学术年会论文汇编》）

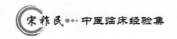
## 附：第一作者简介

汪蕾，女，北京中医医院儿科副主任医师，1997年毕业于首都医科大学中医药学院。从事中医儿科临床、科研、教学工作 10 余年。1996—1997 年间曾经跟宋祚民老中医抄方学习，获益匪浅，尤其是听宋老讲的诊病经验和治疗病例，对自己从事儿科临床起了非常重要的作用。在医疗实践中，擅长运用中医理论结合小儿体质诊治疾病，治疗小儿呼吸、消化系统的常见病以及儿科疑难杂病。已经发表文章数篇，如《厌食小儿饮食不良习惯干预配合冯氏捏脊疗法治疗 129 例临床观察》《自拟益气三仁汤治疗小儿肾病综合征临床观察》《自拟解郁通淋方治疗再发性尿路感染临床观察》等，并参与编写了《中医体质的饮食调理》等著作。

# 宋祚民应用疏肝法治病的经验

韩谨

宋祚民为京城名医，业医50余载，师承孔伯华先生，对中医内、儿科疾病的治疗颇有见地。笔者在跟师随诊中发现宋老临证常以疏肝法治疗肝郁气滞所导致的多种疾病，疗效甚妙，现介绍如下。

## 1. 睾丸鞘膜积液

刘某，男，3岁，1997年12月1日来诊。先天性左侧阴囊肿大，约3cm×3cm，平素烦急易哭，纳差，大便先干后软，尿清。西医诊为"睾丸鞘膜积液"。建议手术治疗，家长未予同意，故转来请中医治疗。诊见形体消瘦，面色少华，舌质淡、苔白厚，脉弦滑，指纹淡紫长。证系脾虚湿盛，下注阴囊，而成水疝，致使肝络失和。故治以健脾化湿，疏肝理气，活血止痛。方药：路路通、怀牛膝、白芍、柴胡、川楝子、延胡索各6g，橘核、山楂核、生薏仁、茯苓、决明子各10g，甘草3g。服药6剂后，睾丸积水减少，上方加通草3g、橘叶6g、荔枝核10g。续服6剂后，睾丸积液减至约1cm×1cm。在二诊之方基础上去白芍、甘草、橘叶，加乌药6g，续服12剂后，积液彻底消失。半年后追访未再复发。

按：汪昂在《医方集解》中云："疝病由于寒淫，或在气，或在血，证虽见乎肾，病实本于肝，以厥阴肝脉络于阴器故也。"宋老认为，本案患儿先天不足，气化不利，后天失养，津失输布，肝失疏泄，气机失调，而致水湿循肝经积聚于阴器。故以柴胡、川楝子、延胡索疏肝理气，活血止痛；橘核、荔枝核、山楂核均入肝经，行气止痛，散结消肿；路路通行气活血，利水通络；生薏仁、茯苓健脾渗湿；怀牛膝补益肝肾，利尿活血；乌药辛开温通，散寒止痛。全方标本兼治，效果明显，宋老命名之为"二胡三核汤"，此乃宋老治疝之妙验方。

## 2. 失眠

郝某，女，42岁，1999年3月19日初诊。患者1个月前，因生气后一直入睡困难，睡亦多梦，伴急躁易怒，胃脘不适，饭后有烧灼感，周身乏力，大便不畅。曾服多种西药不效。B超示：肝胆未见异常。舌质暗、苔薄白，脉弦寸滑。中医证属：肝胃失和。治宜疏肝和胃。方药：柴胡、川楝子、藿香、苏梗、竹茹、佛手、焦槟榔、大腹皮各10g，五灵脂、黄连各6g，延胡索15g，吴茱萸3g。服药6剂后，睡眠改善，做梦减少，胃脘烧灼感减轻，但又现呃逆。此乃肝气上冲，横逆犯胃。治以平肝清热，和胃降逆。上方去苏梗、竹茹、佛手，加生石决明 20g（先煎），白蒺藜、杭菊花、杭白芍、滑石各 10g，龙胆草、生甘草各 6g。再服 6 剂，诸症皆除，睡眠香甜。

按：《素问》曰："胃不和，则卧不安。"宋老认为，本患者胃失和降的原因是肝郁化火，横逆犯胃。故一方面以金铃子散疏肝清热，左金丸清肝泻火，降逆止呕。另一方面以宋氏悦脾汤（其中藿香、苏梗、竹茹、佛手、焦槟榔、大腹皮为主药）芳香醒脾，和胃降逆，协调中州。复诊时，宋老运用了常用药组生石决明、白蒺藜、杭菊花、杭白芍以育阴潜阳，平肝安神，诸药相合，则睡眠安矣。

（本文发表于《实用中医药杂志》
2000 年 4 月第 16 卷第 4 期）

## 附：第一作者简介

韩谨，女，北京市鼓楼中医院儿科副主任医师，北京中医药学会肾病专业委员会委员，中国农工民主党党员。

1990 年毕业于首都医科大学中医药学院中医系，大学本科学历。2011 年获得北京中医药大学硕士学位。从事中西医结合治疗儿科、内科疾病二十余年。1998 年曾到儿童医院急诊室进修学习，1998 年至2001 年拜全国名老中医宋祚民教授为师学习，2008 年至 2011 年为第四批全国名老中医周耀庭教授学术经验继承人。并在国家级及省市级杂志上发表二十余篇学术论文，参与编写论著两部。擅长诊治儿科常见病及多种疑难杂症。其中对治疗气管炎、肺炎、哮喘、小儿反复呼吸道感染、厌食症、急慢性肠胃炎、小儿多动症、遗尿、肾炎、心肌炎、急慢性发热等疾病有较深的研究。

# 宋祚民验案二则

张维广

1986 年 7 月，笔者跟随北京中医医院宋祚民老师学习，现将宋老治疗顽固性风心病房颤伴严重雷诺氏综合征和顽固性口腔溃疡验案二则整理如下。

**例 1** 韩某某，女，57 岁，已婚，工人。

患风湿性心脏病经年，时常关节疼痛，极易感冒，下肢浮肿，手指和足趾青紫肿胀发凉，虽炎夏亦不觉暖。每年入秋即需戴棉手套、穿棉鞋。心悸，气短，纳差，眠可，二便尚调。某医院诊断为风湿性心脏病房颤、雷诺氏综合征。面色暗晦，精神欠佳，表情痛苦，双手肿胀青紫，指甲增厚，指痛不能持物。下肢浮肿，足肿胀青紫，卧床懒动，动则气喘、心悸，脉沉弱、结代，舌暗。心电图示：心房纤颤。

辨证：心阳不足，肾气虚损。

治法：补益心气，温通肾阳。

方药：生黄芪 60g，淡附子 10g，桂枝 10g，肉苁蓉 15g，麦冬 10g，甘草 6g，五味子 6g，丹参 20g，泽泻 6g，石菖蒲 10g，猪苓 15g，茯苓 15g，车前子 10g（包煎）。10 剂，水煎服。

患者服药尽，肿消喘止，心悸气短明显好转，房颤消失，脉结代除。手指、足趾渐温，增厚的指甲脱落，嘱按原方继服 10 剂。随访 3 月余，房颤未复发，雷诺氏综合征缓解，已能从事家务劳动。

按：经云："风寒湿三气杂至，合而为痹也……脉痹不已，复感于邪，内舍于心。"入络，进而深渍侵于心脏。其关节肿痛为标，伤及心肾之阳是本。心肾俱虚则卫外之阳亦见匮乏。虽时临炎夏，亦不觉暖，更易于为外邪所侵袭。阳气虚则不能畅达四末而手足发凉。血随气行，心阳气虚则血流不畅，循行滞涩，故见手足青紫而肿胀。肾虚失于摄纳，动则气喘，心悸气短。心主血脉，心虚血不上荣，面色失华而晦暗。元气虚损以致精神委顿。总之，其病在心肾，其虚在气与阳，因而益气温阳，调治心肾而获效。

**例2**　王某某，女，55 岁，干部，已婚。

患者口腔糜烂已 7 年余，诊见口腔黏膜有溃疡多处，表面呈黄白色，边缘淡红略紫。进食、饮水均感疼痛，经某医院诊为顽固性口腔溃疡。经服中、西药物病势略减，但未愈。舌质淡红、苔白厚腻，有齿痕，饮食、睡眠、二便尚可，脉沉弦细，尺微弱。

辨证：肝肾两虚，浮火上炎。

治法：育阴潜阳，引火归源。

方药：生黄芪 30g，大熟地 15g，诃子 10g，淡附子 10g，上肉桂 3g，元参 15g，川黄连 1.5g，山萸肉

10g，大芸 10g，川牛膝 10g，黑芝麻 30g。4 剂，水煎服。

药后，口腔溃疡明显减轻，又嘱继服 4 剂，症状消失，经追访半年未见复发。

按：口疮新患多属实证、热证，或湿热证；久病多属虚热，或阴虚燥热。要点在于辨别溃疡面周边的色泽。一般实热多鲜红，溃破有血，或腐而成脓；虚则其色多淡。本例系脾胃蕴热伤津，脾胃阴津不足则木火旺，继则及于肾阴，肾水匮乏，致龙雷之火上浮。方中熟地、元参填补真阴，合肉桂、附子益肾以引火归源；肉桂伍黄连交济水火而合心肾；山萸、诃子敛阴益肾；大芸、黑芝麻滋肾益脾。使浮火得清，阴液得充而顽疾获愈。

## 附：第一作者简介

张维广，男，主任医师，1956 年 1 月生，河北省承德市围场县人，毕业于承德医学院中医系，现为内蒙古赤峰市第二医院中医科主任、内蒙古自治区著名中医师、内蒙古民族大学客座教授、赤峰市医药卫生学会中医分会副理事长、赤峰市医药卫生学会医疗事故鉴定委员会专家库专家、赤峰市执业医师资格考试主考官、中医及中西医主任医师。

1983 年拜北京中医医院著名内儿科专家宋祚民老中医为师，跟师学习，收获颇丰。擅长治疗脾胃肝胆疾病、心脑血管疾病及疑难杂症。

# 宋祚民治疗小儿反复呕吐验案分析

李建　宋文芳　吴普增　指导：宋祚民

　　宋祚民老中医系京华四大名医之一孔伯华亲传弟子。宋氏苦心钻研岐黄之术，行医40余年，擅长治疗血液病、心脏病及各种疑难杂症。不久前曾治一反复呕吐8年的患儿，疗效显著，现介绍如下。

　　郭某某，男，11岁，1991年7月20日因反复食后作吐8年就诊。8年前，患儿做疝气修补术后，又感受风寒，高热不退，伴见呕吐，治愈后每次感冒即见呕吐。日久，不感冒亦作呕吐。8年来呕吐频作，每次间隔最长不超过1个月。曾在各大医院诊治并数次住院治疗，均诊为神经性呕吐。曾用镇静安眠、止痉镇吐等方法治疗，均未见明显疗效。

　　现症：患儿面黄消瘦，肌肤甲错，神情倦怠，四末不温。呕吐之前，脘腹痞满不适，腹痛绵绵，约3～5分钟后即呕吐，吐物多为食物或清稀痰涎、酸水，纳食不香，大便溏薄，1日2行。舌淡，舌体胖大，有齿痕，舌苔灰白厚腻，脉滑细弱。中医证属脾湿胃寒，气机失调。治以温中化湿，和胃降逆。

方用宋氏悦脾汤：藿香 10g，丁香 6g，刀豆子 10g，竹茹（先煎）30g，佛手 10g，苏梗 10g，砂仁 6g，半夏 6g，茯苓 10g，吴茱萸 3g，黄连 3g，旋复花（包煎）10g，代赭石 10g，鸡内金 5g。7 剂，水煎，日服 3 次。

二诊：服药后，1 周内呕吐 2 次，未经输液呕吐即止。脘腹不适减轻，腹痛缓解，舌质淡红，舌体胖，有齿痕，苔灰白略厚，脉细滑。继服上方加甘草 10g，以缓中和胃，调和诸药。继服 7 剂。

三诊：药后未见呕吐，食欲大增，大便成形，唯腹部时有隐痛，揉按痛止，舌苔渐薄，脉象同前。上方加橘核 10g 以温暖下焦，缓解腹痛。继服 7 剂。

四诊：腹痛渐止。近日因进食大量鱼肉及瓜果后呕吐又作，胃脘又觉痞满隐痛，饥饿而无食欲，大便不畅，舌淡、苔白，脉弦细。仍以宋氏悦脾汤加减，原方去藿香、旋复花、代赭石，加高良姜 6g、香附 10g。7 剂。煎服法同前。

五诊：药后呕吐未作，食欲转佳，脘腹按之柔软，舌淡红、苔白欠津，脉细。上方去高良姜，加石斛 10g、乌梅 10g。继服 7 剂后，饮食渐转正常，无自觉不适。后以末方调服 28 剂后停药。近日随访，停药 1 年余，饮食正常，其间曾感冒 2 次，呕吐未作，家人甚悦。

讨论：呕吐之证，乃小儿常见病证之一，然羁八年之久治不愈者，实为少见。小儿脏腑娇嫩，形气未充，气血稚弱，脾常不足。该患儿3岁行疝气手术后气血虚惫，加之复感风寒，风寒之邪乘虚入里，客于脾胃，脾为湿脏，湿阻气机，运化失职；胃主受纳，以降为顺，胃失和降则气反上逆，故见呕吐、脘腹不适。正如巢元方《诸病源候论》所云："呕吐者，皆脾胃虚弱，受之风寒所为也，若见邪在胃则呕，膈间有停饮，胃内有久寒则呕而吐。"脾胃乃后天之本，久吐不得其治，致使水谷难化精微，上焦不得如雾之溉，中焦不得如沤腐化，下焦不得如渎济泌，气血、脏腑无以充养，四肢不得温煦，故见面黄肌瘦，肌肤甲错，四末不温，神情倦怠。脾虚失运，湿郁阻滞中焦而见舌体胖大，有齿痕，舌苔白厚腻。湿邪下行则大便溏薄。寒湿凝聚则腹痛绵绵不休，隐隐而作，经常时痛时止。中医证属脾湿胃寒，气机失调。当以温中化湿，和胃降逆施治。用宋氏悦脾汤，温能散，辛能行，方中藿香芳香辛散而不峻烈，微温化湿而不燥热，用以理气化湿，止呕和中，醒脾开胃；配以辛温之丁香，甘温之刀豆子，和辛散苦降性大热之吴茱萸温中散寒，下气和胃止呕为主药。佐以半夏降逆止呕，茯苓补脾益胃，淡渗去湿止呕，鸡内金运脾健胃消脘腹胀满；再以芳香辛散、苦降温通之佛手、苏梗、砂仁行气宽中止痛，醒脾和胃止呕，和重镇温散降逆止呕的旋复花、代赭石，以及少量寒药竹茹、黄连调胃厚肠，起反佐从治的作用，使全方热而不燥，共奏调中行气、化湿止呕之功效。

本方乃宋氏积数十年临床经验之效方，临床不仅用于治疗小儿呕吐，而且适当加减可以治疗许多脾胃疾患，如厌食、腹痛、便秘、腹泻等，每获良效。患儿服宋氏悦脾汤7剂后，中焦湿滞得化，气机见行，症状大减，因其久病中气见馁，故原方先后加甘草以缓中健脾，橘核暖下焦而止腹痛。继服20余剂后，病情大见好转。后因饮食所伤，呕吐反复，此时患儿胃气尚弱，枢机功能未复，骤进肥甘生冷则更伤脾胃，故继以悦脾汤加减调养脾胃，行气止呕。考虑肥甘生冷，损伤脾阳，故再加高良姜温中散寒，止呕缓痛，香附行气止痛，再诊时患儿舌苔白欠津，此邪气久郁损伤脾阴，津液不得上承之象，故去上方辛热之良姜，加清润养阴之石斛、乌梅等。

如此前后5诊，服药70余剂，反复呕吐8年的患儿，经宋氏以调和脾胃、温中化湿、行气止呕，后以调养脾胃、育液生津、疏利升降之机而告愈。

（本文发表于《中国医药学报》
1993年第8卷第1期）

# 编 后 语

笔者自 1983 年大学毕业后即来到北京中医医院儿科，跟随科内的宋祚民、滕宣光等老先生抄方学习；1989 年在北京市老中医继承工作中，正式拜宋祚民为师。从此，耳提面命，聆听教诲，受益匪浅。宋老学识渊博、医德高尚、经验丰富，使学生佩服至极。遂萌生一个心愿：将宋老的治疗疾病的经验总结成书，以飨同道。

宋祚民老先生启蒙私塾，幼遇不幸，遂立志学医，就学于北平国医学院，又拜京华四大名医之一孔伯华为师，侍诊数年，1946 年悬壶济世，1950 年创办德胜门联合诊所造福一方，后到中医进修学校及南京中医学院师资班深造后，来到北京中医进修学校任教，教授温病学及中医基础等课程，带教学生到医院临床实习，后因学校停课，于是调到北京中医医院儿科担任儿科主任，从事临床医疗及教学工作，至今已七十载。宋老以其精湛的医术，治愈无数患者，也赢得同行的称道和赞许，先后被选为中国中医药学会儿科分会理事、北京中医药学会常务理事，儿科委员会主任委员，并被选为北京市第一批、全国第三批名老中医学术经验继承带教老师，是中医儿科学科带头人。

在学术上，宋祚民老师勤求古训，博采众长，重视温病，擅治各种热证，探求医源医理，总结血液病治疗撮要，对小儿诸病，注重调治脾胃，临床上专攻脑病、心肌病及各种疑难杂症。在科学研究上，自行创制方剂，如止泻散、悦脾汤，心肌炎Ⅰ、Ⅱ、Ⅲ号方，生血糖浆，育血Ⅰ、Ⅱ号等。其中止泻散、悦脾汤在临床应用中，效果显著。

在教学上，宋祚民老师擅长讲授温病学、中医基础学、儿科学等，曾带教全国第一、二批西学中班的学员。宋老收徒十几名，有博士，有主任医师，他们已经成为各医疗机构的骨干和中坚力量，发挥着巨大的力量。

2000 年，笔者与师姐宋文芳共同主编了《百年百名中医临床家——宋祚民》一书，并在中国中医药出版社正式出版，反映很好。后来，笔者又根据宋老口述，整理出了宋老行医的经历与治病实例，写成《中华中医昆仑·宋祚民传》也已经正式出版。此次，笔者将宋老早年间发表的论文，以及宋老的其他徒弟、学生总结的宋老经验的文章重新加以整理、补充，编成这册《宋祚民中医临床经验集》奉献给大家，希望对医之来者，能有所帮助，对同道、同人有所借鉴，我愿足矣。

本书在编著过程中，得到了宋祚民老师的大力支持。他老人家亲自担任指导与审阅。亦得到了北京中医医院领导和儿科同人的关心与支持。特别是刘清泉院长亲自撰写序言，对宋老的由衷赞美和钦佩溢于言表，让我们十分感动。在此，表示衷心的感谢！

李　建
2014 年深秋于北京